AF384265

144

Travail de la Clinique ophtalmologique et du Laboratoire de Physique médicale.

RECHERCHES EXPÉRIMENTALES

SUR LES

AMÉTROPIES DE COURBURE

D'ORIGINE CORNÉENNE

PAR

Le Dr Maurice BARGY

De l'École du Service de Santé Militaire.

LYON

A. REY, IMPRIMEUR-ÉDITEUR DE L'UNIVERSITÉ

4, RUE GENTIL, 4

1901

RECHERCHES EXPÉRIMENTALES

SUR LES

AMÉTROPIES DE COURBURE

D'ORIGINE CORNÉENNE

Travail de la Clinique ophtalmologique et du Laboratoire de Physique médicale.

RECHERCHES EXPÉRIMENTALES

SUR LES

AMÉTROPIES DE COURBURE

D'ORIGINE CORNÉENNE

PAR

Le Dr Maurice BARGY

De l'École du Service de Santé Militaire.

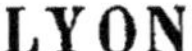

LYON

A. REY, IMPRIMEUR-ÉDITEUR DE L'UNIVERSITÉ

4, RUE GENTIL, 4

—

1901

A LA MÉMOIRE DE MA MÈRE (1875)

ET

A LA MÉMOIRE DE MON PÈRE

le Dr B. BARGY

Médecin Major de l'Armée (1880).

A MON ONCLE J. RONSIN

Officier d'Administration de 1re classe du Génie,
Décoré de la Médaille militaire

ET A MA TANTE

née BARGY

MA SECONDE MÈRE

A qui je dois tout, je dédie ces quelques pages comme bien faible témoignage d'une éternelle reconnaissance.

A MON ONCLE A. FERRÉ

ET A MA TANTE, NÉE BARGY

Témoignage de respect et d'affection.

A TOUS CEUX QUI ME SONT CHERS

J'espère qu'ils voudront bien se reconnaître dans ces lignes.

A MES PARENTS

A MES AMIS

A notre Président de Thèse

M. LE PROFESSEUR GAYET

Professeur de Clinique ophtalmologique,
Chirurgien-Major de l'Hôtel-Dieu,
Chevalier de la Légion d'honneur,

Nous dédions ce travail en lui adressant nos plus sincères remerciments pour l'honneur qu'il a bien voulu nous faire en présidant notre thèse, et en lui affirmant que nous garderons toujours la mémoire de son bel enseignement et de l'aimable accueil qu'il nous a toujours fait.

A M. LE PROFESSEUR-AGRÉGÉ BORDIER

Nous sommes heureux d'offrir cet humble travail en l'assurant que nous nous souviendrons toujours des excellents conseils qu'il n'a cessé de nous prodiguer. C'est à lui qu'en revient l'idée première et nous n'aurons garde d'oublier que, si nous sommes arrivé à quelques résultats, c'est lui seul qui en a tout l'honneur.

A M. LE PROFESSEUR-AGRÉGÉ THIERRY

De l'Université de Paris,
Chirurgien de la Pitié.

Témoignage de la sincère reconnaissance, pour son affabilité envers nous et son aimable enseignement.

A. M. LE Dr AURAND

Chef des Travaux du Laboratoire de la Clinique ophtalmologique
de l'Université de Lyon

A MES MAITRES

de Lyon et de Paris.

A MES CHEFS

C'est à l'admirable femme qui m'a servi de mère, à ma TANTE, que j'offre ces quelques pages :

Elle a continué près du fils la lourde tâche commencée près du père. C'est à elle que je dois tout ; c'est elle qui m'a fait ce que je suis, secondée par le dévouement sans bornes de mon ONCLE. Au début de ma carrière, je tiens à leur assurer ici que ma reconnaissance et mon affection ne sont pas de celles qui peuvent s'éteindre, mais qu'elles dureront plus que ma vie.

Maurice BARGY.

(Janvier 1901.)

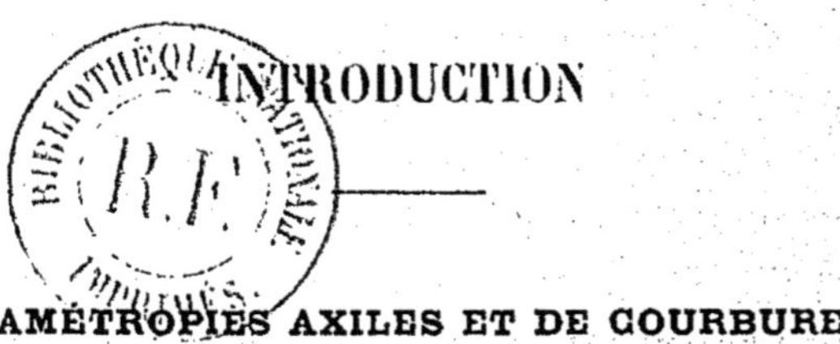

INTRODUCTION

AMÉTROPIES AXILES ET DE COURBURE

L'œil normal, *emmétrope*, est celui dans lequel, pendant le repos de l'accommodation, la rétine occupe une position telle que le foyer principal postérieur du système dioptrique de cet œil, coïncide avec cette rétine : pour que l'image d'un objet extérieur soit une image rétinienne, il faut que les rayons partis de cet objet viennent converger sur la rétine, c'est-à-dire au foyer principal postérieur.

L'œil *amétrope*, au contraire, se présente à nous comme un œil dont le foyer principal postérieur ne se forme pas exactement sur la rétine, dans lequel l'image se peint soit en avant (myopie), soit en arrière (hypermétropie) de cette membrane. Or, cette amétropie est le résultat soit d'une modification dans la longueur de l'œil, soit, ce qui revient au même, d'un déficit ou d'un excès de la force réfringente de son système optique, l'axe restant invariable : la force réfringente de ce système optique est due à l'indice plus ou moins élevé des milieux, ou bien à la plus ou moins grande courbure des surfaces qui les séparent.

Ainsi, qu'un œil soit trop long, qu'il soit trop réfringent ou que le rayon de courbure de séparation des milieux soit plus petit, toujours le foyer postérieur principal tombera en avant de la rétine : c'est là l'œil myope, *myope axile*, *myope d'indice*, *myope de courbure*, suivant l'un des trois cas considérés.

D'un autre côté, que l'œil soit *trop court*, qu'il soit *moins réfringent* ou que la *courbure des milieux soit moins grande*, le foyer principal postérieur tombera toujours en arrière de la rétine et l'on aura de cette manière l'œil *hypermétrope, axile, d'indice, de courbure*. Dans ces trois cas, le résultat au point de vue de la vision sera identiquement le même : la rétine ne recevra pas d'images nettes ; elle ne sera coupée que par des cercles de diffusion.

Si l'on regarde attentivement les trois cas considérés de myopie ou d'hypermétropie, suivant l'axe, l'indice ou la courbure, on voit qu'il est facile de classer beaucoup plus simplement les amétropies : c'est ce qu'a fait M. le professeur MONOYER : il les divise en AMÉTROPIES AXILES « dues à des différences individuelles de longueur de l'axe optique ou aux diverses positions de l'écran rétinien sur cet axe, ce qui revient au même », et en AMÉTROPIES ISOAXILES dans lesquelles « la réfringence de l'œil est inférieure ou supérieure à sa valeur normale, la longueur de l'axe antéro-postérieur restant invariable ».

De ces deux groupes d'amétropies, on peut dire que, seul le premier a bien été étudié jusqu'ici, mais qu'on a beaucoup négligé le second, du moins pratiquement. L'existence physique de ces amétropies isoaxiles est évidente, et elles découlent toutes de la formule connue d'HELMHOLTZ.

$$\varphi = \frac{r \times n}{n - 1} \quad \text{ou} \quad \varphi = \frac{r}{1 - \dfrac{1}{n}}$$

Si dans cette formule, n l'indice de réfraction augmente, $\dfrac{1}{n}$ diminue et $1 - \dfrac{1}{n}$ augmente : la distance focale postérieure φ deviendra plus petite, c'est-à-dire que le foyer principal sera reporté en avant (myopie d'indice).

Si, au contraire, n diminue, $\dfrac{1}{n}$ augmente et $1 - \dfrac{1}{n}$ diminue, donc φ augmente, c'est-à-dire que le foyer principal est reporté en arrière (hypermétropie d'indice).

D'un autre côté si l'indice reste invariable, c'est-à-dire ce qu'il est dans l'emmétropie, et si l'on considère le rayon de courbure r, on voit bien vite que si r augmente, φ augmente dans un même rapport *(myopie de courbure)* et que si r diminue, φ diminue également *(hypermétropie de courbure)*.

Donc, en faisant varier l'indice n nous aurons les amétropies d'indice, en faisant varier r nous avons celles de courbure ; c'est de ces dernières seules, que nous nous occuperons dans la suite de ce travail.

Si intéressante que soit l'étude physique ou mathématique de ces sortes d'amétropies, il semble que les auteurs sont loin de les avoir étudiées comme leurs sœurs, les amétropies axiles. Ils les ont confondues dans une même étude étiologique, pathogénique et thérapeutique, bien que l'étiologie, la pathogénie et la correction de ces amétropies soient bien différentes. Aucun ne les a isolées et beaucoup même les nient, ainsi que nous le montrerons dans un court historique. La cause en serait-elle dans leur moins grande fréquence? Peut-être ! Mais, en tout cas, la difficulté qu'on a de les mettre en évidence, leur diagnostic qui paraît échapper au domaine de la clinique doivent y être pour beaucoup : leur étude, en effet, semble être plutôt du domaine du laboratoire par les recherches précises d'une instrumentation délicate qu'elles nécessitent.

Aussi, dans le travail que nous avons entrepris, nous essaierons d'abord, après un court *historique*, de donner une *étiologie* de ces amétropies, et les quelques principes qui doivent guider *leur correction*. Puis comme la mensuration cornéenne est nécessaire, nous avons, dans un second chapitre, recherché quel est le rayon de la cornée, et essayé de voir s'il y avait moyen par la *mensuration de cette courbure cornéenne*, de faire un diagnostic facile de ces sortes d'amétropies.

Enfin, après avoir exposé et brièvement critiqué les *méthodes jusqu'ici proposées comme moyen de dia-. gnostic différentiel des amétropies axiles et des amétropies de courbure*, nous essayons de montrer qu'il est possible d'arriver au *diagnostic clinique*, sans avoir recours à l'aide d'instruments délicats, mais par la simple mesure d'une distance angulaire.

RECHERCHES EXPÉRIMENTALES

SUR LES

AMÉTROPIES DE COURBURE

D'ORIGINE CORNÉENNE

CHAPITRE PREMIER

HISTORIQUE DES AMÉTROPIES DE COURBURE
ÉTIOLOGIE — CORRECTION

I. Historique.

C'est JAMES WARE (1812) qui, le premier, semble avoir pressenti les amétropies de courbure. Il a vu, dit-il, des sujets jeunes présentant une convexité si disproportionnée de la cornée ou du cristallin, ou des deux simultanément, eu égard à la distance de la rétine, qu'un verre leur était nécessaire pour la vision nette, de loin comme de près. De là, il déduisit que le défaut de leur vision n'était déterminé que par une trop forte ou trop faible courbure de la cornée ou du cristallin, et que l'adaptation de l'œil à des distances variables n'y jouait aucun rôle.

JANIN, sans trop dire pourquoi, attribue ce phénomène à un aplatissement du cristallin, mais la plupart des auteurs, au début du siècle, ont admis l'origine cornéenne de la myopie, tels BOERHAAVE et SAUVAGES. DEMOURS [1], dans son excellent précis sur les maladies des yeux, dit que « la cause de la myopie est la réunion des rayons de lumière avant qu'ils soient parvenus à la rétine ou leur concours derrière le cristallin », cette « imperfection » venant : « 1° de la force réfringente de l'humeur aqueuse et du cristallin; 2° de la convexité de la cornée ou du cristallin; 3° de la distance qu'il y a entre le cristallin, la cornée et la rétine..... Les rayons parallèles entre eux tombent sur une cornée plus convexe avec une plus grande obliquité; aussi l'angle d'incidence des rayons avec la perpendiculaire tirée du centre de la cornée, à la circonférence de cette membrane est plus grand : or, l'angle de réfraction est toujours égal à l'angle d'incidence, donc l'angle de réfraction sera plus grand. Mais plus le sinus de l'angle de réfraction est grand, plus les rayons se réunissent promptement à l'axe visuel : donc les rayons qui partent d'un objet éloigné se réunissent d'autant plus promptement derrière le cristallin, que la cornée sera plus convexe, et la myopie aura lieu..... Parmi toutes les causes de la myopie, la convexité un peu trop marquée de la cornée est la seule qui puisse être appréciée, et elle est quelquefois si remarquable que l'on peut reconnaître la myopie à l'aspect de cette membrane. Les causes qui rendent trop tardive la réunion des rayons partis d'un objet placé près de l'œil, produisent la presbytie (hypermétropie) et parmi elles est le peu de convexité de la cornée, de telle

[1] Demours, *Précis sur les maladies des yeux*, 1821.

sorte que la courbure de cette membrane formera une portion d'une sphère plus grande. »

De même GUÉRINEAU : « La forme des yeux exerce une grande influence sur leur portée visuelle; ainsi ils sont en général convexes chez le myope, aplatis chez le presbyte (hypermétrope). » Et cette idée d'une amétropie due à la forme de la cornée est admise jusqu'à la fin du second tiers du siècle. BRETON DECHAMP *(Gazette médicale de Paris*, 1859) « allonge sa vue », dit-il, en exerçant sur l'un de ses yeux une certaine pression avec le pouce et l'index de la main correspondante, appuyés simultanément l'un sur la paupière supérieure, l'autre sur la paupière inférieure. RÉVEILLÉ-PARISE, et quelques autres, il est vrai, ne croient guère à cette action de la cornée, puisqu'ils appellent la myopie congénitale une aberration visuelle dépendant d'une altération particulière de la rétine. Enfin BONNET, DEVAL, admettent un certain rôle de l'élément musculaire et de l'allongement du diamètre cornéo-rétinien (1862).

Mais PRAVAZ, DUGUÈS, DAGUIN, FOLTZ, au contraire, parmi bien d'autres, croient l'origine cornéenne, comme la plus fréquente cause de la myopie et définissent cette amétropie « comme un défaut d'accommodation » de la vue, qui ne permet de distinguer nettement les objets qu'à une petite distance. La myopie et l'hyperopie entrent, pour eux, dans le chapitre des maladies de l'accommodation, puisque à cette époque la cornée était, avec les muscles extrinsèques de l'œil, considérée comme l'agent de l'accommodation. Si toujours en première ligne était placée, vers cette époque, l'origine de l'amétropie dans la réfringence des milieux oculaires, on admettait aussi les modifications de la longueur de l'axe, comme ayant une influence, mais moindre.

Puis vint DONDERS : Examinant 200 yeux avec l'ophtalmomètre qu'HELMHOLTZ venait d'inventer, il montra que la valeur du rayon de courbure des myopes et des emmétropes est à peu près la même, ou que ses variations sont à peine de quelques dixièmes de millimètres; les amétropies simples sont indépendantes de la courbure cornéenne et, pour lui, seules les amétrotropies compliquées ou atypiques, telles que la myopie avec kératocone, ou consécutive à l'aplatissement cicatriciel de la cornée, et quelques autres dues à des altérations pathologiques de cet organe font exception. Cette conception n'a rien d'étonnant si Donders avait opéré ses mesures sur des emmétropes et des amétropes axiles. Après lui, MAUTHNER croit à l'origine purement axile des amétropies, quoique, dit-il, le cristallin puisse donner une myopie cristallinienne de courbure : mais, sauf quelques cas de spasmes accommodatifs, transitoires et difficiles à observer, il faut admettre jusqu'ici que cela n'est pas prouvé, le cristallin étant un organe beaucoup trop instable pour qu'on puisse invoquer son action dans la production des amétropies de courbure. Aussi, aujourd'hui, à la suite de ces auteurs, tous les ophtalmologistes admettent l'origine axile des amétropies ; ils laissent par trop dans l'ombre l'influence de la courbure du dioptre oculaire ; quelques-uns cependant ont été amenés à compter avec elle, et c'est ainsi qu'il y a quelques années, NORDENSON (1882), examinant l'état de l'œil des 452 élèves de l'école alsacienne, vit que, chez 90 myopes, le rayon cornéen était très légèrement inférieur à celui des hyperopes et emmétropes. Javal[1], commentant ces résultats, écrivit : « Nous ne connaissons pas encore les relations qui existent entre le rayon de courbure cornéen et les amétropies sphériques, et nous ignorons s'il y a des amétropies de courbure. » Cela, du reste, n'empêche pas cet auteur de dire plus loin : « En moyenne, le rayon de courbure est plus petit chez le myope, et je suis persuadé qu'au lieu d'une différence d'une dioptrie de réfraction entre les myopes et les autres, l'on trouverait des résultats tout différents si l'on savait classer les myopes... En prenant la peine de faire un tri, on trouverait certainement un *certain nombre de myopes sans staphylome et à cornée très convexe.* » Or cet œil à *cornée très convexe* n'est-il pas, d'après ce que nous avons dit, un œil myope de courbure ? Javal semble donc en contradiction avec lui-même.

Pour l'hypermétropie, Bourgeois et Tcherning ont trouvé que, quelquefois, le rayon de courbure était plus grand que chez le myope.

Enfin, M. Sulzer (1896), reprenant tous ces travaux et ayant examiné 1114 yeux amétropes, reconnaît l'existence de la myopie de courbure, due à une augmentation acquise ou congénitale (communication personnelle) de la courbure cornéenne. « Ces cas sont rares, difficiles même à constater, dit-il, car ce doit être là le premier stade de la cornée conique commune, décrite

1 Javal. *Mémoires d'ophtalmométrie.*

seulement dans les livres de pathologie oculaire, à l'état d'évolution plus ou moins complète. « TCHERNING, LANDOLT, DE WECKER, MONOYER, tout en faisant des restrictions sur la possibilité d'une démonstration clinique des amétropies de courbure, ne doutent pas de leur existence.

Tout récemment, BERTINEAU, dans un travail portant sur environ 400 yeux hyperopes et myopes, est arrivé aux résultats suivants: 1° qu'il y a des myopies de courbure en petit nombre, et que ce sont des myopies faibles; de même pour les hypermétropes ; 2° que la plupart des amétropies sont indépendantes de la courbure cornéenne ; 3° que si l'atropine chez l'hypermétrope fait changer la courbure cornéenne, chez le myope elle est sans influence, le muscle ciliaire masquant quelquefois l'hyperopie en la surcorrigeant.

De cet historique rapide il ressort que, dans l'évolution des idées que l'on s'est faites des amétropies, il y a eu deux périodes : dans la première, jusqu'à DONDERS, on admet que les amétropies se rapportent à des variations de courbure de la cornée. DONDERS venant ensuite révolutionner l'ophtalmologie, en appliquant à l'étude de la réfraction oculaire l'ophtalmomètre qu'Helmholz venait d'inventer, il fut possible d'avoir assez rigoureusement toutes les constantes oculaires ; enfin, l'ophtalmoscope survint, extériorisant pour ainsi dire le fond de l'œil et nous faisant connaître à la fois, ses maladies et les relations du staphylome postérieur avec la myopie; il se confirma chaque jour l'existence indiscutable des amétropies axiles, et l'on tendit

à les admettre presque exclusivement seules : ce fut
là la deuxième période de l'histoire de la réfraction
oculaire.

On peut être éclectique, et dire que si les amétropies
axiles sont les plus fréquentes, l'on peut, en cherchant
bien, en dehors de ces cas pathologiques d'une cornée
plus ou moins convexe, rencontrer des amétropies de
courbure d'origine cornéenne ; c'est là ce que nous
croyons, et nous ajouterons que si l'on admet aujour-
d'hui la fréquence de l'astigmatisme, cornéen pourquoi
ne croirait-on pas à une perturbation dans la courbure
de tous les méridiens cornéens, pour former en quelque
sorte un astigmatisme total de la cornée, une amétropie
sphérique de courbure ?

Nous avons examiné soigneusement un certain nombre
de myopes et hypermétropes, mais surtout de myopes,
et nous avons eu la satisfaction de reconnaître parmi
eux des myopes de courbure.

Si nos recherches avaient été plus nombreuses, nul
doute que nos résultats n'aient été plus confirmatifs,
mais le maniement de l'*ophtalmomètre d'Helmholtz*,
dont nous nous sommes servi, est tellement délicat
que nous n'avons pu être plus heureux. En tout cas,
c'est une recherche intéressante et que nous continue-
rons ultérieurement, lorsque les circonstances s'y prê-
teront mieux.

Nous avons éliminé d'emblée, dans nos expériences,
les myopes forts à staphylome postérieur, chez lesquels,
évidemment, il ne pouvait être question, de par leur
scléro-choroïdite, que de myopie axile.

Pour nous placer encore dans les meilleures condilions possibles, nous avons noté soigneusement la taille des individus, afin qu'on ne puisse pas nous objecter que les divers rayons de courbure que nous avons trouvés sont explicables par la taille des sujets examinés.

II. Étiologie des amétropies de courbure.

L'étiologie des amétropies de courbure d'origine cornéenne est mal connue; on ne trouve rien ou presque rien dans les auteurs qui nous mette sur la voie des causes qui les produisent. Peut-être est-il possible d'y arriver en appliquant à ces amétropies certains points de l'étiologie des amétropies axiles et de l'astigmatisme, l'amétropie de courbure d'origine cornéenne n'étant, comme nous l'avons déjà dit, qu'un astigmatisme répété sur tous les méridiens cornéens.

A. Myopie. — Un état morbide particulier de la cornée peut engendrer une exagération dans la convexité de cette membrane, mais il faut avouer que dans presque tous les cas l'on a des troubles, tels que défaut de transparence, courbure irrégulière, incompatibles avec une vision distincte, même avec des verres correcteurs.

Dans quelques cas rares[1], la myopie de courbure a été vue comme le résultat d'un *kératone*, d'un *ramol-*

[1] Miart, Th. de Paris, 1870.
Terson (père) cité par *Revue des Sciences médicales.*
Gayet, *Cliniques.*
Dor, *Ann. d'oculistique.*

lissement cornéen consécutif à une kératite, où le sommet de la cornée atteignait 30 à 40 D. Mais, le plus souvent, la courbure cornéenne était irrégulière, parabolique, et malgré les efforts tentés, des verres paraboliques même étaient insuffisants pour donner une correction permettant la vision nette.

Quelques cas de *kératoglobe* ou cornée globuleuse bénigne, sans signes de glaucome, ont pu être corrigés par des verres concaves seulement de 3 D. 50 ; il est évident qu'il faut considérer ces cas comme des myopies de courbure.

Quoi qu'il en soit, ces amétropies de courbure sont du domaine de la pathologie oculaire, et ne font que représenter l'un des symptômes d'une altération des tissus de l'œil.

Depuis les travaux de G. MARTIN, on sait bien que dans 80 pour 100 des cas de myopie, il y a un astigmatisme (vertical) acquis, dont l'agent causal n'est pas dû uniquement à l'action des muscles extrinsèques de l'œil, puisqu'il peut exister dans le cas de paralysie totale de ces derniers, mais à des contractions partielles des muscles ciliaires, que l'atropine fait facilement disparaître. Le muscle ciliaire, en effet, qui se termine en avant par un fort tendon, continuation des fibres de la membrane de Descemet, communique ses contractions à la cornée par l'intermédiaire de cette membrane. Ces contractions partielles peuvent se transmettre héréditairement, notamment chez quelques races comme la race israélite[1]. On peut, nous semble-t-il, faire appel à un mécanisme analogue, à une con-

[1] Javal ayant constaté l'astigmatisme horizontal très fréquem-

traction non pas partielle du muscle ciliaire, mais totale comme JAEGER et JUNGE l'ont vu, pour expliquer une myopie de courbure, sinon définitive, mais du moins temporaire, puisque en somme la contraction permanente du muscle ciliaire doit entraîner rapidement une intense asthénopie accommodatrice.

HORNER croit que quelquefois l'œil peut se développer avec des dimensions exagérées ou diminuées ; de là des cas d'asymétrie cornéenne qui expliqueraient la myopie ou l'hyperopie de ces gens « à yeux rapprochés, à front étroit, à crâne latéralement comprimé et tiré en longueur ». C'est une théorie qui est à rapprocher de celle de DONDERS, JAVAL, DE WECKER, E. BERGER, qui, comme HORNER, admettent un rapport direct entre l'indice orbitaire et la forme de l'œil ; ce seraient les muscles oculaires qui agiraient alors (SCHNELLER) comme une « cause unique produisant à la fois le développement irrégulier du crâne et la déformation oculaire » (LANDOLT). Pour JAVAL et EMMET, il y a des rapports entre l'astigmatisme cornéen et les anomalies morphologiques de l'orbite.

C'est vouloir faire jouer un bien grand rôle à l'orbite : peut-être l'arrêt du développement de cette cavité, tel que le diamètre antérieur de l'orbite reste plus petit (indice orbitaire faible), comme STILLING, COHEN, RIVOLAT l'ont trouvé, pourrait être invoqué comme cause de myopie de courbure, dans cette seule condition (difficile à réaliser

ment chez les israélites croit que c'est cet astigmatisme qu'explique la forme de caractères hébraïques à pleins horizontaux et à déliés verticaux.

comme à constater) que la partie postérieure de l'œil
s'est bien développée, le muscle grand oblique n'étant
pas venu facilement comprimer l'œil à sa face supérieure (KROTOCHIN, SCHLEGETENDEL, DÜRR) et l'amincis-
sement sclérotical postérieur, n'étant pas venu aider à
l'allongement de l'axe. Il vaut mieux voir dans la
myopie de courbure une cause plus générale : l'hérédité.
Si elle peut être invoquée dans 56 pour 100 (STRAU-
MANN, RIMPLER) où dans 65 pour 100 des cas (MOTAIS)
de myopies isoaxiles ou anisoaxiles (les auteurs n'ont
pas séparé les deux sortes d'amétropie), on peut croire
que c'est surtout le propre de la myopie isoaxile d'être
héréditaire : c'est à elle, en effet, en partie, que s'ap-
pliquent quelques-uns des caractères de la myopie
isoaxile, la précocité et le plus rapide développement.

Nous laissons de côté ces amétropies de courbure
cristallinienne dues à un spasme accommodatif, à un
spasme des muscles ciliaires (G. MARTIN) : elles ne sont
qu'apparentes ; les unes s'évanouissent lors de l'examen
ophtalmoscopique, les autres avec l'âge, et pour celles
qui résistent à la chambre noire et à l'âge, l'atropine
en a vite raison. Mais cette légère incursion dans le
domaine de ces myopies cristalliniennes montre bien
le rôle que peut jouer le muscle ciliaire dans la pathogénie de quelques amétropies.

A ajouter encore que les tumeurs orbitaires, ainsi
que le montre PERRIN, peuvent repousser l'œil en avant :
dans ce cas, les muscles droits, distendus, exerceraient
une pression en sens inverse, aboutissant à une
déformation cornéenne (goitre exhophtalmique par
exemple). Ce sont là des myopies de courbure rares,

symptomatiques, qu'on ne peut généraliser dans une étude étiologique d'ensemble.

B. **Hypermétropie**. — Ici les causes nous échappent encore davantage :

Lorsque l'œil est soumis à une forte pression de la part des liquides contenus dans sa coque, il tend à devenir sphérique, la cornée, à s'aplatir : c'est là l'explication de l'hypermétropie du *glaucome*. Du reste, dans le glaucome on peut rencontrer une hypermétropie d'indice, car l'humeur vitrée est fréquemment altérée, mais parfois les altérations sont telles que la vision devient impossible.

MAUTHNER cite le cas d'une forte hypermétropie de courbure, ayant succédé à une *cataracte traumatique :* le gonflement du cristallin ayant augmenté de ce fait la tension du globe oculaire, le rayon de courbure cornéen était de 8^{mm}5; après l'opération de la cataracte, il descendit à 7^{mm}7.

L'aplatissement cornéen peut succéder à des *ulcères*, à la *kératomalacie*, mais la plupart du temps, l'altération de la cornée est telle, que la vision nette de la partie aplatie est fortement compromise.

L'hypermétropie est de règle dans l'œil atteint de *coloboma*, de *staphylome congénital* du nerf optique.

Si le crâne brachycéphale avec asymétrie faciale s'accompagne d'hypermétropie du côté le moins développé, si l'influence orbitaire peut être quelquefois mise en cause comme dans la myopie de courbure, il faut ici, plus que jamais, admettre le rôle de l'hérédité et de la congénitalité, qu'on croit être le fait le plus fréquent dans l'hypermétropie axile.

En somme, le chapitre étiologique des amétropies de courbure est des plus restreints et, en dehors de ces cas d'amétropie symptomatologique ou pathologique, nous ne pouvons faire intervenir qu'une cause, qui n'en est pas une, il faut bien l'avouer, *la congénitalité*. Malgré cette formule devenue classique, « *l'on naît hypermétrope et l'on devient myope* », nous croyons qu'on peut se rallier à l'idée d'Horstmann qui croit que la myopie congénitale est presque toujours isoaxile.

Du reste, les quelques rares cas de myopes de courbure que nous avons rencontrés sont tous des myopes héréditaires, nés myopes, de parents myopes. Sans nier l'influence des causes extrinsèques à l'œil, énumérées au courant de ce paragraphe, on peut dire que l'amétropie de courbure de cause externe est rare, quoique dans leur étiologie les amétropies axiles et de courbure soient, pour la plupart des auteurs, liées intimement l'une à l'autre.

Il serait intéressant de savoir si le myope héréditaire ne naît pas myope de courbure et si ce n'est pas plus tard, sous l'influence de la vision de près, de l'éducation, d'un vice inconnu dans la constitution de la coque oculaire, que sa myopie de courbure se transforme en myopie axile. La myopie progressive, ou ayant été progressive, serait alors une myopie axile, la myopie restée stationnaire dès les premières années serait une myopie de courbure....

III. Des verres correcteurs dans les amétropies de courbure.

Si l'on considère un œil amétrope, c'est-à-dire dont le second foyer principal ne se forme pas sur la rétine, l'expression du degré de son amétropie est identiquement celle de la force réfringente d'une lentille qui, placée devant son œil, corrigera l'excès (œil myope) ou le défaut (œil hypermétrope) de réfringence de cet œil. De plus, la lentille correctrice est celle qui, placée devant l'œil amétrope agit sur lui de façon telle que l'image rétinienne d'un objet dans cet œil amétrope est égale à ce qu'elle serait chez l'emmétrope. Or, l'égalité des images rétiniennes chez l'amétrope corrigé et l'emmétrope, n'est obtenue que par une certaine position du verre sur l'axe principal de l'œil, à une certaine distance qui est toujours la même.

LANDOLT, après DONDERS, KNAPP, WOINOW, et MAUTHNER, a démontré, par la considération des systèmes combinés, dont l'œil amétrope avec sa lentille correctrice est un exemple, que dans toute *amétropie axile* corrigée par une lentille *placée au foyer principal antérieur* (où se trouvent en général les verres de lunettes), la distance qui sépare le second point nodal de cet œil corrigé, de la rétine, devient égale à la grandeur correspondante dans l'œil emmétrope, et que le premier point nodal de cet œil corrigé coïncide avec celui de l'emmétrope. Le verre correcteur forme avec l'œil amétrope corrigé un système dioptrique qui produit des images rétiniennes différentes de celles qui seraient formées par les mêmes objets dans l'œil amétrope sans lentille correctrice.

Par des calculs élémentaires n'exigeant que la connaissance des lentilles minces et des dioptres, calculs s'appliquant à la grandeur des images rétiniennes, M. le professeur agrégé BORDIER a fourni les mêmes résultats. De plus, il a démontré que si le verre correcteur n'était pas dans le plan focal antérieur, il n'y aurait plus égalité d'images rétiniennes, et si le verre était plus loin, les images diminuaient dans la myopie, augmentaient dans l'hypermétropie.

Ce que l'on avait fait pour les amétropies axiles, ces auteurs, par les mêmes considérations, sont arrivés à des conclusions toutes différentes pour les amétropies de courbure :

Pour que les images rétiniennes soient égales, dans les amétropies de courbure, à celles de l'œil emmétrope, *il faut placer le verre correcteur* non pas au plan focal antérieur, mais *au contact de la cornée*. Si le verre *s'éloigne* de cette membrane, *l'image augmentera de grandeur pour l'hyperopie*; elle *diminuera pour la myopie*. Vice versa, plus le verre se rapproche de la cornée en s'éloignant du plan focal antérieur, plus l'image diminuera pour l'hypermétropie, et augmentera pour la myopie, jusqu'à devenir égale à celle de l'emmétropie quand il est immédiatement en contact avec la cornée.

Il est nécessaire de tenir compte de ces considérations quand on veut obtenir une mesure exacte de l'acuité visuelle des yeux amétropes de courbure : si le verre n'est pas en contact avec la cornée une ligne de l'échelle

d'acuité, par exemple 2/3, ne correspond plus à cette
valeur, puisque la grandeur des images déterminées
produites par les caractères de l'échelle dans de tels
yeux n'est pas rendue égale à celle des mêmes caractères dans l'œil emmétrope ; de là une cause d'erreur
dans la mesure de cette acuité visuelle (BORDIER).

Ce n'est pas tout que de prouver par le calcul l'exactitude de faits pareils : M. BORDIER en a fait la vérification expérimentale. Pour cela, il prit un astigmate
myope simple conforme à la règle, c'est-à-dire dans
lequel le méridien vertical était myope, et le méridien
horizontal emmétrope. L'œil de ce sujet était donc
dans les conditions de longueur d'un emmétrope et la
myopie du méridien vertical était donc une myopie
de courbure. Avec une fente de o^{mm}7, l'un des
yeux fut rendu myope, l'autre œil emmétrope, suivant que la fente était placée horizontale à droite, verticale à gauche. Le sujet rendu de cette manière ani-
sométrope, regardait des bandes verticales de 8 millimètres séparées par des intervalles blancs égaux, et à l'aide
d'un prisme, produisait une diplopie verticale ame-
nant l'image d'un œil au-dessus de celle de l'autre. Un
verre correcteur de 4 D. 5o, concave, fut placé à 1/2 millimètre de l'œil gauche, c'est-à-dire le plus près de la
cornée de cet œil rendu myope de courbure par la fente
verticale. Ce verre permit au sujet en expérience de
voir les deux images superposables dans le prolonge-
ment l'une de l'autre. Si ce verre était éloigné jusqu'à
13 millimètres de la cornée, c'est-à-dire là où il faut
placer le verre correcteur dans les amétropies axiles,
le sujet accusait une inégalité évidente entre les deux

images; la plus petite était celle qui correspondait au côté gauche (myope). Cette expérience qui vérifiait les calculs de l'auteur pour la myopie de courbure, peut être répétée dans le cas d'hypermétropie en se servant alors d'un astigmate hypermétropique simple à la place de l'astigmate myopique.

De là les conclusions suivantes, qu'il ne faut pas perdre de vue pour l'évaluation de l'acuité visuelle des amétropes de courbure :

1° *Pour tout œil myope de courbure, l'image n'est égale qu'avec un verre placé sur la cornée même, tandis que pour toute autre position, le verre rend les images plus petites que dans l'emmétrope, et d'autant plus petites qu'il se trouve plus éloigné de l'œil.*

2° *Dans l'hypermétropie de courbure, le verre convexe doit être placé également sur la cornée, pour que l'image rétinienne devienne égale à celle de l'emmétrope, et plus on éloignera le verre de la cornée, plus les images augmenteront de grandeur.*

Donc l'œil myope de courbure donnera toujours des images rétiniennes égales ou plus petites que l'emmétrope, l'œil hypermétrope de courbure, des images égales ou plus grandes. La netteté de l'image, condition essentielle d'une bonne vision, ne sera obtenue que dans le cas d'images égales, car dans les cas d'images plus petites ou plus grandes, suivant l'amétropie, l'œil ne recevra sur sa rétine que des images mal éclairées.

La correction, au sens même du terme, la lentille corectrice étant celle qui, placée devant l'œil amétrope, rend l'image rétinienne d'un objet dans cet œil égale à ce qu'elle serait chez l'emmétrope, ne saurait donc être possible pour l'amétrope de courbure. Cependant on peut lui rendre la vision suffisamment nette en plaçant, devant son œil à 13^{mm}5 (distance habituelle des verres de lunettes) un verre de réfringence convenable. Nous sommes arrivé à mettre ce fait en évidence et à vérifier les calculs de M. le professeur agrégé BORDIER, chez *l'un des trois myopes* de courbure que nous avons découvert, par la méthode que nous proposons plus loin.

Le sujet en question nous a avoué spontanément qu'il était impossible pour lui de trouver un verre qui lui donne une acuité visuelle V = 1, et que le verre qu'il portait habituellement, il avait coutume de le placer *aussi près que possible de son œil.*

Nous avons déterminé soigneusement sa réfraction, et nous l'avons trouvée égale à 5 dioptries ; or, le verre concave de 5 dioptries n'améliorait cependant pas sa vue de manière sensible, tandis qu'un verre de 3 D placé à la distance normale des verres de lunettes lui donnait une acuité visuelle de 2/3 (échelle de Snellen). Plus ce verre était rapproché de son œil, plus les lettres lui paraissaient claires et plus grandes.

Nous sommes donc arrivé ainsi à justifier avec un myope de courbure véritable ($r = 6^{mm}827$) ainsi que nous le verrons plus loin, ce que M. le professeur agrégé BORDIER avait vu par un artifice clinique; et, de plus, à dire que, pour rendre aux myopes de courbure une acuité visuelle sensiblement voisine de celle qu'ils auraient, s'ils étaient corrigés complètement (lentille contre la cornée), il faut leur donner une lentille con-

cave de force moindre que celle représentant leur degré
de myopie.

Pour les hypermétropes il doit en être de même,
mais ici, évidemment, il est probable que le verre doit
être augmenté de réfringence au lieu d'être diminué ;
nous n'avons pas rencontré d'hypermétropes de courbure pour vérifier la réalité du fait que nous
avançons.

CHAPITRE II

DE LA COURBURE CORNÉENNE ET SPÉCIALEMENT DANS LES AMÉTROPIES AXILES L'OPHTALMOMÈTRE D'HELMHOLTZ DANS LA MESURE DU RAYON DE COURBURE CORNÉEN

Les amétropies de courbure étant la plupart du temps d'origine cornéenne, sauf les cas de cristallin rendu trop convexe par la rupture de la zone de Zinn ou par un spasme accommodatif plus ou moins persistant, il est nécessaire, avant d'aller plus loin, de s'occuper sommairement de la courbure de la cornée.

Si la cornée a la forme d'un ellipsoïde de révolution à trois axes, on peut considérer cependant, en pratique, la cornée comme une calotte sphérique, étant donné que sa partie centrale ou optique, la seule dont la réfraction nous intéresse et qui forme le 1/4 de la totalité cornéenne, est sphérique. C'est cette partie centrale, qui forme une étendue angulaire de 30 degrés sur les 90 degrés de l'étendue totale angulaire de la membrane, qui est seule utilisée dans la vision directe, puisque l'ouverture du système dioptrique oculaire n'est que de 20 degrés pour une pupille de 4 millimètres. Cette partie optique elle-même fournit les 3/4 de la réfraction

totale de l'œil, comme l'a démontré Sulzer, et cet auteur
a vu, comme beaucoup d'autres, que cette réfraction du
dioptre oculaire variait avec la courbure de la cornée,
courbure évidemment fonction de la longueur du rayon.
C'est dans cette variation qu'il faut chercher l'inter-
prétation des amétropies de courbure et non dans celle
du cristallin, organe trop instable, puisqu'il varie de
forme suivant la distance à laquelle on regarde. Cette
valeur du rayon de courbure n'est presque jamais la
même ; elle n'est pas toujours identique sur les deux
yeux d'un même sujet, aussi l'on ne s'étonnera pas des
discordantes mesures que nous résumons dans le
tableau suivant :

Donders	8,396 ^{mm} à 7,28 ^{mm}	
Helmholtz	7,338 à 8,154	
Mauthner	7,67	en moyenne
Knapp	7,52	—
Senff	7,786	—
Kaulsrauch	7,87	—
Nagel	7,6 à 7,7	
Tcherning	8,920 à 7,820	
Sulzer	7,628 en moyenne	

Ce qui fait une moyenne générale de 7^{mm}8.

Nous avons voulu fixer nos idées à ce sujet — et ayant
mesuré à l'ophtalmomètre d'Helmoltz une vingtaine
d'yeux emmétropes, nous sommes arrivé à ce résultat
que la valeur de la cornée ne dépasse pas 8^{mm}920 (Tcherning) comme chiffre le plus élevé, et 7^{mm}06, chiffre

que nous avons trouvé chez un emmétrope âgé de dix-huit ans (taille 1 m. 56); sa valeur moyenne est de 7^{mm}4, chiffre voisin de celui de KNAPP. Puisque nous sommes amené à cette condition de l'âge influant sur la courbure cornéenne, disons immédiatement que si REUSS[1] admet que jusqu'à l'âge de treize ans le rayon cornéen ne varie guère, mais qu'à partir de cet âge il augmente pour atteindre son maximum à vingt ans, NORDENSON, par contre, croit que rien ne vient confirmer cette influence, pas plus ses recherches personnelles que celles de SCZELKOV[2]. Peut-être la grosseur de la tête joue-t-elle un rôle, mais faible (BOURGEOIS); celui du sexe n'est pas démontré.

Une variation autrement importante est celle que subirait la cornée dans les amétropies, et elle nous amènera à parler des amétropies de courbure cornéenne. DONDERS avait trouvé que la cornée était à peu près identique chez les emmétropes et les amétropes, et il donnait comme chiffres moyens 7^{mm}78 (emmétrope), 7^{mm}87 (myope), 7^{mm}96 (hypermétrope), ne voyant dans les amétropies qu'une variation dans l'axe de l'œil, sauf dans les cas d'aplatissement cicatriciel cornéen.

MAUTHNER ne fut pas tout à fait de cet avis, puisque, avec NORDENSON, il trouva que le myope a un plus petit rayon de courbure. C'est de même l'opinion de SULZER (1876) qui, mesurant une grande quantité d'yeux myopes au point de vue de la courbure de leur cornée, a cru pouvoir affirmer que si l'élongation pure et simple de

[1] Reuss, *Ophtalm. Studien*, Wien, 1889.
[2] *Centralblatt für med. Wissenschaften*, 1880.

l'axe de l'œil est la règle, que si, dans quelques cas, la réfraction peut être augmentée simultanément du fait de l'accroissement de la largeur de l'axe et de la diminution du rayon cornéen, il y a cependant des myopies dues uniquement à l'accroissement dans la courbure de cette menbrane. C'est, du reste, ce qu'a vu depuis, PFLÜGER, qui catégorise les myopes, en myopes à réfraction cornéenne ordinaire, et myopes à réfraction cornéenne très élevée ; il tend donc, comme Sulzer, à dire que quelquefois la courbure cornéenne peut ajouter un élément appréciable à l'amétropie. REUSS, au contraire, admet plutôt que l'hypermétropie est une amétropie de courbure, mais que la myopie est surtout axile. Nous savons déjà que BERBINEAU conclut dans sa thèse que la moyenne des courbures cornéennes des amétropes est plus élevée que celle des myopes, et cette dernière plus encore que celle des hypermétropes : cela se rapprocherait des idées de Reuss. De plus, les myopies fort élevées sont pour lui en plus grand nombre parmi les groupes des rayons de courbure faible que dans celui des yeux à rayon de courbure forte; pour les hypermétropes, les faibles sont en plus grand nombre dans le groupe des yeux à rayon de courbure faible, les fortes hypermétropies sont en plus grand nombre dans le groupe des yeux à rayon de courbure élevé. BOURGEOIS et TCHERNING ont invoqué le rôle de la taille, mais de nombreux observateurs ont conclu que si ce rôle devait être admis, il fallait néanmoins en tenir peu compte, les variations étant fort minimes. C'est du reste ce que nous avons conclu des mesures que nous avons faites : nous le verrons tout à l'heure.

Il est intéressant de se demander de quelle manière
ont procédé les auteurs pour mesurer la cornée.

Petit employait des lames de cuivre dans lesquelles
il découpait des segments de cercles de divers rayons
et celui des divers segments qui, appliqué sur la cornée,
s'y adaptait le mieux, donnait le rayon cherché. Ce
moyen, quoique primitif, permit à Petit de voir que
la cornée était aplatie légèrement vers le bord scléral.
Th. Young, un siècle après, reprenant ses recherches,
calcula le rayon de la cornée en fonction du diamètre
et de la hauteur : il détermina au compas le diamètre
cornéen, et mesura la hauteur en regardant d'un œil,
dans un miroir placé entre ses deux yeux, le profil de
l'autre. Krause revint à la méthode anatomique de
Petit en opérant sur des yeux énucléés, qu'il coupait et
qu'il examinait au macromètre à travers un microscope.
Mais comme les causes d'erreur ne manquaient pas,
Ev. Horne et Ramsden reviennent à l'œil vivant, en
examinant l'œil de profil et les images réfléchies de la
cornée. Kaulsrauch, précurseur d'Helmoltz, examine
les images d'objets réfléchis sur la cornée et, connaissant la distance de l'objet, sa grandeur, celle de l'image,
il calcule le rayon en se servant de la formule des

miroirs convexes $\dfrac{O}{I} = \dfrac{2\,l}{r}$ ou $r = \dfrac{2\,l\,I}{O}$.

Senff (1846) use de la même méthode.

Helmholtz enfin (1854) construit l'ophtalmomètre
bien connu, avec lequel Donders peut rigoureusement
calculer le rayon de courbure de la cornée : l'avantage
principal de son appareil est dû à ce que les petits mou-
vements de la tête du sujet n'influent nullement sur

les calculs comme dans la méthode de SENFF et KAULS-
RAUCH. Mais si l'instrument qu'inventa beaucoup plus
tard (1880), un suédois, BLIX, et qui est composé de
deux microscopes, ne le détrôna pas, il n'en fut pas de
même de celui que JAVAL et SCHIÖTZ firent construire
pour la détermination de l'astigmatisme. Cet appareil,
qui existe dans toutes les cliniques, est trop connu pour
que nous nous y arrêtions longtemps. Mais pour son
mode d'emploi appliqué à la mesure du rayon de courbure cornéen, qu'il nous suffise de dire que les deux
mires étant placées au chiffre 20 de l'arc gradué qui
les supporte, il n'y a qu'à rapprocher la mire à gradins
jusqu'à son contact avec la mire rectangulaire dans
l'image reflétée sur la cornée. Une simple lecture sur
l'arc vers la droite, à l'endroit où la mire à gradins
s'est arrêtée, donne la valeur approchée du rayon de
courbure.

Depuis que cet appareil, facile à manier, est entré
dans le domaine clinique, c'est lui qui a presque exclusivement servi à l'ophtalmométrie.

Celui d'Helmholtz mérite mieux cependant, et puisque dans nos recherches nous nous sommes servi de lui,
il est bon de rappeler en quelques lignes les principes
de cet appareil : *L'ophtalmomètre d'Helmholtz* se
compose essentiellement de deux lames en verre,
parallèles, d'égale épaisseur, placées l'une au-dessus de
l'autre devant l'objectif d'une lunette, mobiles en sens
opposé autour d'un axe vertical et tournant toujours
de manière à ce que l'axe de la lunette passe par le
sommet de l'angle de ces lames. Un tambour gradué
permet de faire croiser les lames parallèles et de lire

le nombre des degrés dont est ouvert l'angle qu'elles forment. Trois miroirs annexés à l'appareil et situés sur une règle graduée perpendiculaire à l'axe envoient sur la cornée trois images lumineuses d'une lampe placée au-dessus de la tête du sujet observé. Ces trois miroirs sont divisés en deux groupes : l'un, formé de deux miroirs rapprochés l'un de l'autre, est situé d'un côté de la lunette, l'autre, miroir isolé, est placé de l'autre côté. Si le tambour est au O, l'angle des deux lames est nul, et les images observées sont au nombre de trois ; mais, si l'on fait tourner les lames d'un certain angle, à l'aide du tambour, l'on aura un dédoublement en sens inverse de trois images cornéennes, tel que, plus l'angle des deux lames sera grand, plus les deux groupes dédoublés s'éloigneront l'un de l'autre. Si l'on fait tourner les lames jusqu'à ce que l'image isolée de l'un des groupes soit placée au milieu entre les deux images rapprochées de l'autre groupe, on aura ainsi sur le tambour un certain nombre de degrés qui, transformés en millimètres à l'aide d'une table annexée à l'appareil, représenteront la distance d'une image isolée au milieu des deux images rapprochées de l'autre groupe, c'est-à-dire la grandeur de l'image cornéenne : c'est cette grandeur qu'on représente par y' dans la formule connue

des miroirs convexes $f = \dfrac{p\,y'}{y - y'}$

y représentera la grandeur de l'objet, et elle est égale au double de la distance qui sépare le milieu des deux miroirs rapprochés au miroir isolé ; p la distance de l'objet au miroir cornéen, est égale au double de la distance de l'œil à la règle supportant les miroirs, distance qu'on peut mesurer directement.

Il ne reste plus alors qu'à calculer le rayon de courbure à l'aide de cette formule sachant que

$$r = 2f = \frac{2py'}{y - y'}$$

Cet appareil, dont le principe est si simple, permet de connaître le rayon de courbure cornéen à moins de 1/100 de millimètre près.

En ce qui concerne les variations de la courbure cornéenne dans les amétropies, il est certain que si Berbineau au lieu de se servir de l'astigmomètre de Javal se fût servi de l'ophtalmomètre de Helmholtz, il eût trouvé des différences plus considérables, si bien qu'au lieu de trouver une diminution de $0^{mm}15$ à $0^{mm}20$ chez les myopes de courbure qu'il a cru rencontrer, une augmentation de $0^{mm}50$ à $0^{mm}10$ chez ses hypermétropes de courbure, il fût arrivé à des chiffres presque doubles.

Tel est l'appareil dont nous nous sommes servi pour nous faire une opinion de la courbure cornéenne normale : C'est un instrument de laboratoire, sans doute, et si des savants comme Donders et Mauthner l'ont employé pour mesurer quelques malades, il n'est pas resté dans le domaine de la clinique. Son emploi est si difficile que Mauthner s'est écrié : « L'ophtalmométrie doit être apprise comme l'ophtalmoscopie, seulement elle est bien plus difficile. » (Tcherning). Cela est vrai, mais si l'on peut avoir de la peine au début, dans le maniement d'un appareil aussi délicat, on est largement récompensé par la certitude d'avoir dans la suite des résultats d'une exactitude aussi complète que possible.

Nous avons mesuré les cornées de 25 emmétropes et voici quels chiffres nous avons trouvés, par ordre croissant.

Nous avons mis à côté la taille et l'âge :

mm.		m.			
7,006	taille	1,54	âge	18	ans.
7,02	—	1,70	—	23	—
7,05	—	1,83	—	25	—
7,14	—	1,70	—	21	—
7,217	—	1,71	—	20	—
7,279	—	1,77	—	21	—
7,288	—	1,63	—	21	—
7,342	—	1,65	—	22	—
7,35	—	1,58	—	22	—
7,420	—	1,78	—	22	—
7,422	—	1,70	—	23	—
7,43	—	1,78	—	22	—
7,44 (2 fois)	taille	1,77 / 1,76	—	22	—
7,468	—	1,79	—	18	—
7,50	—	1,79	—	19	—
7,532	—	1,58	—	22	—
7,665	—	1,73	—	21	—
7,78	—	1,65	—	20	—
7,793	—	1,76	—	21	—
7,833	—	1,655	—	23	—
7,853	—	1,77	—	22	—
7,943	—	1,76	—	22	—
8,001	—	1,68	—	21	—
8,279	—	1,75	—	22	—

Nous ne voyons pas nettement se dégager de ces chiffres une bien grande influence de la taille, et nous croyons ne pas devoir conclure à ce sujet. Des mesures plus nombreuses seraient nécessaires, mais ces chiffres sont suffisants, et assez précis, étant donné l'appareil avec lequel ils ont été trouvés, pour que nous puissions nous faire une opinion de la courbure cornéenne de l'emmétrope.

Quant à la cornée des myopes et hypéropes axiles, elle importe peu en l'espèce; cependant pour être complet, nous avons voulu prendre quelques chiffres qui semblent en effet prouver que Donders n'avait pas tort de dire qu'entre la cornée des amétropes et celle des emmétropes les différences étaient peu sensibles. Ainsi nous avons trouvé à l'ophtalmomètre d'Helmholtz les chiffres suivants :

Myopes	mm	Hyperopes	mm
6 D	$\rho = 7,320$	3 D 50	7,28
5 D	$\rho = 7,880$	3 D	7,598
4 D	$\rho = 7,235$	2 D 50	7,70
4 D	$\rho = 7,279$	2 D	7,339
3 D 50	$\rho = 7,429$	1 D 50	7,89
3 D 50	$\rho = 7,800$		
3 D	$\rho = 7,23$		
2 D 50	$\rho = 7,78$		
2 D	$\rho = 7,79$		

Nous n'oserions conclure de chiffres aussi peu nombreux, et nous aimons mieux laisser la question du rapport des amétropies axiles avec la courbure cornéenne, non résolue.

Il faudrait que l'on reprenne le travail de BERBINEAU, mais en faisant des recherches avec l'ophtalmomètre d'Helmholtz, nous verrons ultérieurement. cependant, que nous sommes arrivé à trouver des myopes de courbure. Mais pour ne pas embarrasser ce chapitre déjà trop long, nous renvoyons plus loin la méthode que nous avons suivie.

Nous avons enfin, pour terminer cette question de la courbure cornéenne, essayé de voir si, avec une correction quelconque, l'on pouvait se servir de l'astigmomètre de Javal. Voici quelques chiffres de la valeur du rayon de courbure cornéen évalué :

Ophtalmomètre d'Helmholtz.	Astigmomètre de Javal.
mm	mm
7,020	7,3
7,080	7,4
7,150	7,9
7,202	7,4
7,33	7,4
7,34	7,6
7,44	7,9
7,53	7,8
7,78	7,9
8,40 etc.	8,15 etc.

Autant que ces chiffres nous permettent de conclure, nous pouvons dire qu'il n'y a pas un rapport exact entre les deux valeurs données avec chaque appareil. L'erreur peut aller, ainsi qu'il est facile de le constater, jusqu'à près de 4/10 de millimètre : Avec l'appareil d'Helmholtz, on peut évaluer le rayon cornéen à 1/100 de millimètre près.

Que l'on ne s'étonne pas de ce que nos mesures touchant les cornées des amétropes axiles n'aient porté que sur des amétropies faibles ou moyennes, c'est-à-dire ne dépassant pas 6 Dioptries, c'est que parmi elles seulement, l'on doit rechercher les amétropies de courbure (Sulzer, Berbineau), ainsi que nous le verrons plus tard.

CHAPITRE III

MÉTHODES DE DIAGNOSTIC DIFFÉRENTIEL PROPOSÉES JUSQU'ICI, ENTRE LES AMÉTROPIES AXILES ET LES AMÉTROPIES DE COURBURE

Avant d'entrer dans le cœur même de notre sujet, et de dire quelle méthode il nous semble préférable d'employer pour diagnostiquer les amétropies de courbure d'origine cornéenne, il est nécessaire de faire un rapide résumé des principales méthodes proposées jusqu'ici.

Si le *punctum remotum* permet de reconnaître l'état de la réfraction d'un œil, il ne suffit pas pour déterminer si cet œil est amétrope axile ou amétrope de courbure, c'est-à-dire quelle est la longueur de son axe ou quel est le rayon de sa cornée. Ce sont là des *méthodes directes*, les seules qui aient une réelle valeur, mais à côté, il y a des *méthodes indirectes*, plus ou moins cliniques, mais qui théoriquement, quelquefois, apparaissent comme suffisantes.

I. Méthodes directes. — Deux principales sont en présence :

1° La *mesure du rayon cornéen* aux différents ophtalmomètres, dont surtout celui d'Helmholtz ; ainsi que nous l'avons vu précédemment, c'est lui qui donne

les plus rigoureux, par conséquent les meilleurs résultats, mais sa principale difficulté réside en ce qu'il est
fort coûteux, d'un maniement délicat, et qu'il est
nécessaire d'un long apprentissage que nous avons fait
pendant deux ans au Laboratoire de Physique médicale
de la Faculté sous la direction de M. Bordier pour
arriver à quelques résultats : c'est un appareil de laboratoire plutôt qu'un appareil de clinique[1].

Guignet (*Revue d'ophtalm.*, 1874) remarqua que la
cornée de certains myopes était plus convexe (l'image
centrale d'un objet étant plus petite) et que celle de
certains hypermétropes était plus plate (l'image centrale étant plus grande); chez les emmétrope, au contraire, la cornée était telle, que l'image d'un même
objet avait une grandeur intermédiaire. Il crut que dans
cette kératoscopie, par trop qualitative à notre avis,
était le moyen de diagnostic des amétropies de courbure
cornéenne.

2° La *mesure de l'axe de l'œil* peut être faite par le
procédé de Th. Young. Il fait fixer par-dessus le nez
un objet situé aussi latéralement que possible, puis
recherche avec un stylet d'ivoire l'endroit de la scléro-
tique au toucher duquel le phosphène couvre l'objet
fixé. L'intersection de la cornée et de la ligne visuelle
et le point sur lequel, en appuyant, on produit le phosphène en question, donne les deux extrémités de l'axe
oculaire (Landolt). Ce procédé, au moyen duquel
Th. Young a prouvé l'invariabilité de l'axe oculaire

---

[1] Un ophtalmomètre d'Helmoltz existe cependant à la clinique
ophtalmologique de M. le professeur Gayet.

pendant l'accommodation, n'est guère précis, la longueur de l'œil varie trop faiblement (3/10 de millimètre par dioptrie) pour qu'une mesure, faite dans ces conditions, puisse donner une longueur de l'œil suffisante pour diagnostiquer une amétropie axile.

Par le calcul, on peut savoir si l'on a affaire à une amétropie axile. Ainsi Sous de Bordeaux (*Optique physiologique*), après Landolt, est arrivé à cette solution que, pour avoir l'excès (myopie) ou le défaut (hypermétropie) de longueur de l'œil amétrope axile sur l'œil emmétrope, il suffirait de multiplier par 3 le numéro du verre correcteur et de retrancher un chiffre à droite du produit. Soit, par exemple, un myope de 10 dioptries; $10 \times 3 = 30$, en retranchant le 0 qui est à la droite, nous avons 3 millimètres qui représentent l'excès de longueur de l'œil.

Mais comme ce calcul ne s'applique qu'aux amétriques axiles, Landolt a trouvé une équation dont la relation donne une formule permettant de calculer la longueur de l'axe oculaire et de dire si l'on a affaire à une amétropie de courbure ou suivant l'axe. Cette formule [1] est basée sur les variations de l'image d'un

---

[1] Pour être complet, nous la citons, mais outre qu'elle est très compliquée, nous n'avons pas trouvé la relation des calculs qui ont amené Landolt à l'établir :

$$\Delta = \frac{a - A + D\, lg x' - lg x''}{lg\, x'' - lg x'}$$

Sachons seulement que Δ est la longueur de l'axe oculaire, A la normale abaissée du centre de l'objet sur l'axe visuel, a la normale abaissée du centre de l'image projetée sur l'axe, D la distance du point où la normale A coupe l'axe, au centre de la

objet dans l'accommodation et dans les changements que subit en même temps l'angle α.

C'est là une méthode trop peu pratique en clinique pour que nous nous y arrêtions davantage, et nous pouvons dire qu'une étude basée sur les variations de l'axe optique dans les amétropies, ne peut donner la clef du diagnostic des amétropies axiles et de courbure.

II. Méthodes indirectes. — Les *méthodes indirectes* sont toutes plus cliniques, mais plus ou moins faciles dans leur application.

Reich s'appuie sur le fait que le champ visuel ne varie pas chez les amétropes de courbure, puisque l'axe optique est le même que celui des emmétropes, et que le champ visuel dépend de la longueur de l'axe. C'est ainsi, dit-il, que le champ visuel des hypermétropes axiles est plus étendu que celui des myopes, les myopes ayant leurs parties périphériques rétiniennes susceptibles de perceptions lumineuses mais plus en avant que chez les hypermétropes. Une autre considération que faisait intervenir Reich, c'est que « les rayons lumineux qui pénètrent dans l'œil myope de courbure forment un très grand angle avec l'axe oculaire, produisent une grande déviation, si bien que des rayons, qui chez le myope axile seraient tous en dehors de l'*ora serrata*, trouvent encore dans l'œil plus courbé des éléments nerveux ».

cornée, et *d* la même distance à partir du point où *a* coupe l'axe ; α' et α" étant les angles de la ligne visuelle avec l'axe optique quand l'œil fixe l'objet ou l'image projetée à courte distance *d*,

Cette forme de la partie antérieure du bulbe oculaire, différente chez l'amétrope axile et l'amétrope de courbure, aurait une autre influence selon VOLKMANN et HELMHOLTZ : ils ont vu que la réfraction à la macula n'est pas la même qu'à la périphérie de l'œil, qui serait de plus en plus réfringent dans les parties postérieures. SNELLEN a pu constater, chez les myopes, que la myopie est beaucoup plus forte à la périphérie qu'au centre, si bien que, dans la myopie axile, la différence de réfringence des deux parties de l'œil est d'autant plus grande, que la réfraction des milieux dioptriques de l'œil est moins forte ; c'est l'inverse pour la myopie de courbure : donc, dans les cas où la myopie est beaucoup moins forte à la périphérie qu'au centre, elle repose sur une élongation de l'axe.

Quoi qu'il en soit de ces explications, la difficulté pratique subsiste, le champ visuel, même normal, variant tellement qu'il est insuffisant pour différencier l'amétropie de l'emmétropie. Il y encore difficulté pratique bien plus grande dans l'appréciation de la valeur des cercles de diffusion dans la rétine à l'aide de l'expérience de SCHEINER, comme le veut HELMHOLTZ *(Optique physiologique)*, qui prétend que l'œil amétrope de courbure reçoit des cercles de diffusion plus petits que ne les reçoit dans les mêmes conditions un amétrope axile.

Une méthode sembla devoir donner de bons résultats : elle naquit avec l'ophtalmoscope. Elle est basée sur la comparaison des grossissements de l'image ophtalmoscopique dans les deux genres d'amétropie, de courbure et axile. SCHMIDT-RIMPLER et LOISEAU se sont servis de l'image renversée, LANDOLT de l'image droite. Ils calculent la grandeur des images et peuvent ainsi comparer le grossissement, mais à l'aide d'artifices qui rendent l'expérience longue et délicate. Néanmoins Landolt a pu arriver aux résultats suivants :

A l'*image droite*, le grossissement de l'image rétinienne est plus grand pour l'hypermétropie axile et plus petit pour la myopie axile, que pour les amétropies de courbure de même nom.

Il en est de même pour l'*image renversée*, le grossissement est plus grand dans l'hypermétropie, plus petit dans les myopies axiles que dans l'emmétropie. C'est l'inverse pour les amétropies cornéennes.

Il y a un obstacle à cette méthode, c'est que nous ne possédons pas de moyens propres à mesurer la grandeur absolue des images rétiniennes, et que l'individu lui-même ne peut pas juger s'il voit les objets plus grands ou plus petits que ne les voit un autre (Landolt). Schweger calcule l'angle visuel sous lequel apparaît l'image et non sa grandeur.

Weiss (*Albrecht v. Graef's Archiv f. Opht.*, 1872) se sert de la papille comme point de repère, croyant qu'elle est la même chez tous les individus, puis, il en calcule le grossissement. Malheureusement, le diamètre de la papille, comme la largeur des vaisseaux rétiniens, est trop variable, non seulement sur des individus différents, mais encore sur le même individu, pour qu'on puisse les prendre comme point de repère, et la méthode ophtalmoscopique ne peut résoudre le problème du diagnostic.

Enfin Dobrowolski inaugura une dernière méthode d'ophtalmoscopie séduisante, mais trop objective pour qu'on puisse y avoir confiance : il avait remarqué que chez l'hypermétrope axile, à l'image renversée l'on peut voir clairement tous les détails rétiniens, papille et macula d'un seul coup, que chez le myope, au contraire, les détails sont plus ou moins confus et la macula difficile à voir.

Il expliquait cela en disant que chez l'hypermétrope le champ rétinien éclairé est plus petit, la clarté plus intense, ce qui permet de voir à la fois la papille et la macula, tandis que chez le myope les rayons se dispersant sur une surface plus grande, le champ est moins éclairé, surtout à la périphérie, d'où difficulté de voir la macula. Or, quelquefois le fond de l'œil peut apparaître, dit l'auteur, dans des conditions semblables à celles d'un hypermétrope et cela même chez un myope : c'est qu'alors on a affaire à une amétropie isoaxile.

Enfin, récemment, M. le professeur Bordier[1] proposait une méthode plus simple, mais qui demandait l'usage de l'optomètre de Badal. Cette méthode était basée sur la mesure, à l'aide de cet appareil, de l'*acuité apparente* (acuité de l'œil amétrope corrigé), et de l'*acuité vraie* (acuité de l'œil amétrope non corrigé). L'acuité apparente était prise sur l'instrument, muni de son œilleton, l'acuité vraie, sans œilleton. Nous n'entrerons pas dans les détails de cette méthode, mais dirons seulement que l'acuité apparente est plus petite que l'acuité vraie chez le myope axile, et plus grande chez l'hypermétrope axile, tandis que chez l'amétrope

----

[1] Amétropies axiles et amétropies de courbure (*Lyon médical*, 1898).

de courbure, l'acuité apparente est voisine de l'acuité vraie. De là cette conclusion pratique que, si un œil étant reconnu myope l'acuité vraie est sensiblement voisine de l'acuité apparente, c'est un myope de courbure. Il en est de même pour l'hypermétropie de courbure, quoique à un très faible degré de moins.

De ce rapide exposé critique des méthodes employées pour diagnostiquer les amétropies de courbure, nous ne retiendrons que la première (mesure du rayon cornéen), et la dernière *(méthode optométrique)*. Mais nous tâcherons de montrer qu'il est possible de trouver une méthode plus simple, plus clinique, ne nécessitant aucune instrumentation, lorsque nous aurons étudié ce que c'est que *l'angle* ξ, ou angle visuel qui sépare la distance papillo-maculaire, « projetée dans l'espace » (Landolt), et que nous connaîtrons sa valeur dans les diverses amétropies : la mensuration directe de la cornée à l'aide de l'ophtalmomètre ne nous servira qu'à justifier la valeur du procédé que nous proposons.

CHAPITRE IV

EXPÉRIENCE DE MARIOTTE
ANGLE ς. — SA VALEUR CHEZ LES EMMÉTROPES
ET CHEZ LES AMÉTROPES AXILES

Dans sa lettre à Pecquet, l'abbé Mariotte [1] écrivait:
« Pour faire tomber les rayons d'un objet sur le nerf
optique de mon œil et éprouver ce qu'il en arriverait,
j'attachais sur un fond obscur, environ à la hauteur de
mes yeux, un petit rond de papier blanc pour me
servir de point de vue fixe, et ce pendant j'en fis tenir
un autre à côté, vers ma droite, à la distance d'environ
deux pieds, mais un *peu plus bas* que le premier afin
qu'il pût donner sur le nerf optique de mon œil droit,
pendant que je tiendrais le gauche fermé. Je me
plaçai vis-à-vis du premier papier et je m'en éloignai
peu à peu tenant toujours mon œil droit arrêté dessus ;
et lorsque je fus à la distance d'environ neuf pieds, le
second papier qui était grand de près de quatre pouces,
me disparut entièrement. Je fis de même avec l'œil

---

[1] Mariotte. Observation touchant le défaut de vision quand la
pointure d'un objet tombe justement sur le nerf optique,
p. 496-497, *Œuvres de Mariotte*, la Haye, 1740.

gauche en tenant le droit fermé, après avoir fait porter le papier à gauche de mon point de vue, de sorte qu'il n'y a pas lieu de douter que ce ne soit sur le nerf optique que se fait ce défaut de vision. Je communiquai la découverte de ce défaut de vision à plusieurs de mes amis à qui la même chose arriva, *mais non pas toujours précisément à la même distance...»*

Il existe, en effet, dans le champ visuel une lacune, un scotome toujours constant qui correspond au point d'épanouissement du nerf optique dans l'œil : c'est la tache de Mariotte ou *punctum cæcum*, ainsi dénommé à cause de son insensibilité aux rayons lumineux. Le nerf optique pénétrant dans l'œil en dedans et légèrement en haut de la macula, lorsqu'on regarde un point fixe (on regarde toujours par sa macula), le scotome correspondant au nerf optique doit se trouver en dehors du point de fixation et légèrement en bas.

La distance qui sépare la macula de la papille est difficile à évaluer sur le vivant, et l'un des meilleurs procédés consiste à projeter cette distance dans l'espace, par exemple sur un arc gradué, et de mesurer ainsi directement la distance qui sépare la papille objectivée du point de fixation représenté dans l'espace par l'extrémité externe du rayon visuel parti de la macula (voir fig. 1). L'angle visuel séparant ainsi la macula de la papille projetée dans l'espace, porte, depuis Landolt, le nom d'*angle α*.

Nous avons tenu à citer presque en entier le passage où Mariotte relate son expérience, pour montrer que dès le début de la constatation expérimentale de la distance papillo-maculaire, Mariotte avait vu les diverses positions que peut occuper la papille par rapport à la macula.

L'angle ξ, en effet, varie avec les yeux et suivant l'état de réfraction de l'œil.

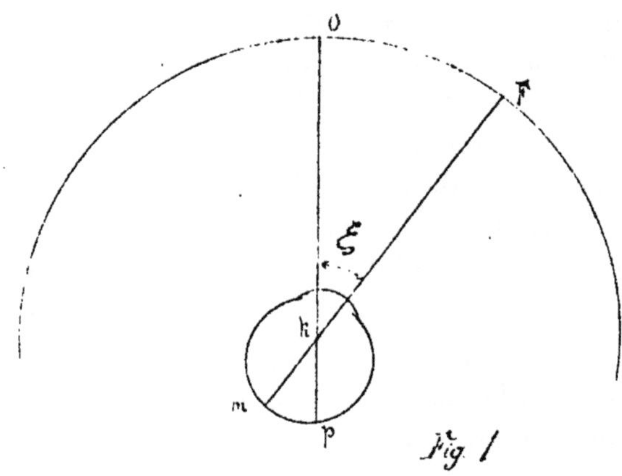

Fig. 1

LISTING[1], le premier, détermine sur ses propres yeux la distance papillo-maculaire et la trouve égale à 4 mm. 5, ce qui correspond à un angle ξ de 15° 35' 45''. HELMHOLTZ l'évalue à 15° 30'; TH. YOUNG à 14° 28' 5''. WEBER[1], sur le cadavre, à 14° 6', mais ce dernier nombre ne semble pas représenter la valeur de ξ chez l'emmétrope, comme nous le verrons ultérieurement; l'erreur dans ce cas était facile à faire, si l'on songe à la difficulté qu'il y a à mesurer de telles distances sur le cadavre.

MAUTHNER enfin, opérant sur 12 yeux d'hypermétropes et sur 34 yeux myopes, admet une valeur angu-

[1] Helmholtz, *Opt. physiol.*

laire de 14° à 15° 30', c'est-à-dire qu'il ne croit pas à une variation de ξ avec les amétropies ; comme on l'a constaté.

Dobrowolski produit le premier travail sérieux sur la question, et il se sert pour cela du *périmètre de Förster* : l'œil en expérience étant mis vis-à-vis du milieu de l'arc, si l'on fait glisser lentement le point fixé à gauche pour l'œil droit, et à droite pour l'œil gauche, on trouve bientôt que le milieu de l'arc disparaît du champ visuel : c'est qu'alors l'image de ce centre du périmètre (centre dont Dobrowolski remplaçait le point rouge par un centre blanc plus visible) se faisait sur la papille : il suffisait alors de lire le nombre de degrés de l'arc compris entre le point de fixation, représenté par la pointe d'un crayon qui correspond à la macula, se déplaçant le long de l'arc. et le milieu de l'arc qui correspond au *punctum cæcum*, pour avoir la valeur de l'angle ξ. Mais pour que les mesures soient plus exactes, Dobrowolski répète l'expérience, en déplaçant le point fixe jusqu'à ce qu'il soit revu par l'œil observé, et la moyenne des deux arcs ainsi lus donne l'angle ξ, partant de la macula au milieu du *punctum cæcum* (voir fig. 1).

Nous avons consigné les résultats de Dobrovolski dans le tableau suivant :

EMMÉTROPES	HYPERMÉTROPIE		MYOPIE		ANISOMÉTROPIE		
Valeur de ξ	Valeur de l'H en dioptries	Valeur de ξ	Valeur de M en dioptries	Valeur de ξ	Œil	Valeur de l'amétropie	Valeur de ξ
E $=$ 15°30	0,6 D	16°	0.8 D	14°	O D	M $=$ 2,66 D	12°30'
E $=$ 15°	0,8 D	15°30'	0,8 D	14°30	O G	M $=$ 2,77 D	13°
E $=$ 15"	1 D	16°30	1,6 D	14°	O D	M $=$ 4,7 D	11°
E $=$ 21 [1]	1,3 D	18°	1,6 D	13°30'	O G	M $=$ 6,15 D	10°
	2 D	18°	2,77 D	13°	O D	M $=$ 2,66 D	13°30'
	6,6 D	16°	2,66 D	13°30'	O G	H $=$ 4 D	13°
	7 27D	16°	2,66 D	13°	O D	E $=$	15°
			2,66 D	12°30'	O G	H $=$ 2,8 D	15°30'
			4,9 D	11°			
			6,5 D	10°30'			
			6,6 D	11°30'			
			13,3 D	12"			

[1] Le cas du 21 D s'applique à une hypermétropie latente. (Dobrowolski).

LANDOLT est arrivé aux mêmes résultats que Dobrowolski ou à peu près. Nous verrons donc plus loin la conclusion de son travail.

LANDOLT, étudiant aussi la valeur de l'angle ξ, s'est servi du même principe : au sommet de l'arc du périmètre qu'il venait d'inventer, et qui existe aujourd'hui dans toutes les cliniques ophtalmologiques, était un disque blanc de dimensions égales à peu près à celles de la papille projetée à la distance du rayon de l'arc ; c'était ce disque qui disparaissait quand la pointe du crayon fixée par l'œil s'arrêtait à une certaine distance sur l'arc, l'œil étant, bien entendu, placé au centre de l'arc. Il n'y avait plus qu'à lire cette distance. La distance ainsi trouvée fut appelée par Landolt, d'abord angle ε, puis angle ξ.

Pour négliger la distance verticale du plan horizontal

de la macula à la papille, il inclinait l'arc du périmètre de 3 degrés sur l'horizontale ; du reste, cette distance verticale importe peu, puisqu'elle varie sensiblement avec la distance horizontale.

Voici, sous forme de tableau, le résultat des 100 examens de Landolt (voir le tableau p. 60).

Il comporte 11 emmétropes, dont 15 degrés représentent pour Landolt la valeur moyenne de α : pour les autres (47 myopes, 43 hypermétropes), de la lecture de ces deux tableaux de Dobrowolski et Landolt, l'on peut conclure que :

1° Chez l'emmétrope l'angle α varie de 15°30 à 15 degrés ;

2° Chez l'hypermétrope, l'angle est plus grand que chez l'emmétrope, mais il augmente sans qu'il y ait proportionnalité entre sa valeur et le degré de l'amétropie ;

3° Chez les myopes, l'angle α est plus petit que chez l'emmétrope, et d'autant plus que l'œil est plus myope, sans toutefois qu'il y ait un rapport entre sa petitesse et la plus forte myopie.

De deux yeux inégalement myopes, chez un même individu, le plus myope a l'angle le plus petit

Dans les myopies très fortes, l'angle α recommence à s'élever pour atteindre presque la valeur qu'il offre chez l'emmétrope, mais dans ce cas il y a souvent des lésions de la choroïde.

Dans tous les cas, les auteurs s'étaient assurés de l'intégrité de la macule.

Enfin, Botto, à Turin, recherchant la position et l'étendue de la pupille chez les myopes, fut amené à

MYOPES

OEil D / OEil G	Valeur de M. en Dioptries	Valeur de l'angle ξ	Observations sur l'état du fond de l'œil
O G	0,8 D	14°.45'	
O G	0,9 D	14	Staphylome poster. moyen.
O D	0,9 D	14,30'	
O G	0,9 D	14,30'	
O D	1 D	13,30'	
O G	1 D	14	
O D	1,1 D	14,15'	Légère atroph. choroïd.
O D	1,1 D	13,30'	
O G	1,1 D	13,30'	
O D	2 D	13,45'	Staph. post. de 1/4 de diam. papillaire.
O G	2 D	13,45'	
O G	2,77 D	14,15'	
O G	2,41 D	14,45'	St. post. de 1/4 de diam. pap.
O D	3 D	13	
O G	3 D	13	
O D	3,3 D	13,15'	
O D	4 D	12,45'	
O G	4 D	12,45'	Staphylome moyen.
O G	4 D	11'30'	
O D	4,4 D	13	Staph. de 1 diam. papillaire.
O G	4,4 D	13	id.
O D	4,4 D	13,30'	id.
O D	5 D	11	
O G	5,7 D	11	
O D	6.6 D	11	
O G	5,7 D	11,45'	Staph. de 1,4 de diam. papil.
O D	7,25 D	12,30'	
O G	7,25 D	12,30'	id.
O D	8 D	12,15'	
O G	8 D	12,30'	
O D	8 D	12	
O G	8 D	12	
O D	9.1 D	11,30'	Staphylome petit.
O G	8 D	11,30'	Staph. de 1 diam. papillaire.
O D	9,1 D	11,30'	
O G	11,4 D	11,30'	
O D	13,3 D	11,30'	
O G	13,3 D	13	
O G	13,3 D	11	Staph. de 2 diam. papillaires.
O D	15 D	11,45'	
O G	13,3 D	12,30'	
O D	15 D	10,30'	
O G	15 D	11,30'	Stap. dont la partie externe avait 1 diam. 1/2 papillaire.
O D	22 D	12	id.

HYPERMÉTROPES

OEil D / OEil G	Valeur de H. en Dioptries	Valeur de ξ
O D	0,50 D	16°
O G	0.66 D	18
O G	0,8 D	15,30'
O D	0,8 D	16,45'
O G	0,8 D	16,45'
O G	0,8 D	17
O G	0,8 D	18,15'
O D	1 D	18
O G	1 D	16,30
O D	1 D	15,30'
O G	1 D	15,30'
O D	1 D	17,30'
O G	1 D	17,45'
O D	1 D	18
O G	1 D	18
O D	1 D	16
O G	1 D	16
O D	. D	15.15'
O D	1,1 D	15
O D	1,1 D	18,30'
O G	1,1 D	18
O G	1,1 D	18,30'
O G	1,1 D	18,30'
O D	1,1 D	18
O D	1,20 D	16
O G	1,1	16,30'
O D	1,30 D	18
O D	1,50 D	18,30'
O G	1,30 D	16,30'
O G	3 D	17,30'
O D	2 D	18,30'
O G	2 D	16,15'
O G	2,77 D	15,30'
O D	2,77 D	17
O G	2,77 D	17
O D	3 D	19
O G	2,77 D	15,45'
O D	3,3 D	18
O G	3,3 D	17,30'
O D	3,6 D	19
O G	3,6 D	19
O D	4.4 D	18
O G	1.9 D	16

examiner la grandeur de l'angle ξ : il se servit du péri-mètre de Forster.

Il divisait les myopes, en *myopes forts* au-dessus de 6 D, et en *myopes faibles* au-dessous de 6 D.

Chez les myopes faibles, l'angle ξ ne dépasserait pas 15° et n'irait pas au delà de 7°, chez les myopes forts, il irait de 13° à 7°.

Donc, chez les myopes forts, l'angle est le plus petit, ce qui est confirmé par l'examen de deux yeux inégale-ment myopes[1] chez un même individu.

Cependant, quelques exceptions sont venues montrer que ces conclusions n'ont rien d'absolu, puisque chez 10 malades également myopes de chaque œil, et dont chaque staphylome était sensiblement le même, l'angle ξ était inégal.

Somme toute, dit Botto, mes observations, quoique s'éloignant quelquefois de celles des auteurs précédents, puisqu'elles donnent des chiffres plus faibles (ξ étant allé jusqu'à 7°), semblent cependant les confirmer, et l'on peut enfin conclure que, plus encore qu'avec le degré de la myopie, l'étendue du *punctum cæcum* se trouve en rapport avec l'étendue du staphylome posté-rieur. Voici, du reste, le tableau[2] résumé des obser-vations de Botto :

[1] Voir plus loin le tableau des malades examinées par Botto.
[2] Nous avons, dans ce tableau, donné dans les colonnes IV et V les chiffres d'angles ξ correspondant au bord externe et au bord interne de la région aveugle. Ces colonnes existent dans le travail de Botto, mais nous avons ajouté une VIe colonne pour les valeurs moyennes de ξ, comme elles avaient été évaluées par Landolt et Dobrowlski.

Numéro des malades	Yeux examinés		Valeur de M en dioptries		Bord externe de la région aveugle	Bord interne de la région aveugle	Angle ξ moyenne	OBSERVATIONS SUR L'ÉTAT DU FOND DE L'ŒIL
I	II		III		IV	V	VI	VII
1	O D		11	D	17°	16"	11°30	Léger staphylome.
	O G		3,50	D	10	18	14	id.
2	O D		20	D	13	28	18	id.
	O G		18	D	12	23	20,30	id.
3	O D		16	D	8	19	13,30	Staphyl. de 1 2 diam. papil.
	O G		13	D	10	20	15	id.
4	O D		3,50	D	8	18	13,30	Staphyl. de 1 diam. papil.
	O G		3,50	D	11	19	15	Léger staphylome.
5	O D		10	D	10	17	13,30	id.
	O G		10	D	10	15	13,30	id.
6	O D		8	D	8	17	12,30	id.
	O G		10	D	12	20	16	id.
7	O D		4,50	D	14	21	17,30	id.
	O G		10	D	17	17	13,30	id.
8	O D		5	D	10	21	15,30	Staphylome petit.
	O G		6	D	11	29	15	id.
9	O D		6	D	11	18	14,30	Légère lunule de choroïdite.
	O G		6	D	10	15	12,30	id.
10	O D		4	D	8	17	12,30	id.
	O G		7,75	D	10	17	13,30	id.
11	O D		1	D	11	18	13,30	id.
	O G		2	D	10	15	12,30	id.
12	O D		7	D	11	16	13,30	id
	O G		7	D	10	15	12,30	id
13	O D		9	D	10	15	12,30	id.
	O G		0,75	D	13	17	15	
14	O D		5	D	7	15	11	Léger staphylome.
	O G		1	D	13	19	16	id.
15	O D		3,50	D	11	16	13,30	id.
	O G		4	D	10	18	14	id.
16	O D		4,50	D	10	18	14	Staph. de 1/4 de diam papil.
	O G		4	D	12	20	16	id.
17	O D		9	D	12	16	14	id.
	O G		8	D	13	18	10,30	id
18	O D		9	D	12	17	14,30	Staphylome.
	O G		10	D	12	18	15	id.
19	O D		16	D	10	18	14	id.
	O G		16	D	11	19	15	id.
20	O D		1	D	10	17	13,30	Staphyl. de 2 diam. papil.
	O G		2,75	D	11	21	16	id
21	O D		20	D	8	16	12	id.
	O G		20	D	15	20	17,30	id.
22	O D		20	D	10	17	18,30	Staphyl. de 1 diam. papil.
	O G		20	D	9	17	13	id.

Numéro des malades	Yeux examinés		Valeur de M en dioptries		Bord externe de la région aveugle	Bord interne de la région aveugle	Angle ξ (moyenne)	OBSERVATIONS sur l'état du fond de l'œil
I	II		III		IV	V	VI	VII
23	O	D	7	D	11°	16°	13°30	Staphylome.
	O	G	6	D	10	15	12,30	id.
24	O	D	0,50	D	11	17	14	id.
	G	O	1	D	12	17	14,30	id.
25	O	D	5,50	D	13	18	15,30	id.
	O	G	5,50	D	12	18	15	id.
26	O	D	9	D	10	15	12,30	id.
	O	D	9	D	10	15	12,30	id.
27	O	D	12	D	9	18	13,30	Scléro-choroïdite post. de
	O	G	10	D	11	19	15,30	1 diam. papillaire.
28	O	D	1	D	12	17	14,30	
	O	G	1	D	13	18	15,30	
29	O	D	13	D	9	9	12	Staphylome.
	O	G	12	D	10	15	9,30	id.
30	O	D	5	D	13	15	12,30	id.
	O	G	5	D	10	17	15	

D'après ce tableau, l'on peut voir que les résultats de Botto ne sont pas comparables à ceux de ses prédécesseurs.

D'abord, Botto prend le *bord externe* de la région aveugle comme point de repère, et non le milieu comme Dobrowolski et Landolt, si bien que tous les angles trouvés sont plus petits ou plus grands. Si, comme nous, on fait la moyenne entre les deux chiffres qu'ils donnent pour le bord interne et le bord externe, on a des résultats tout différents des siens. C'est ainsi que des angles ξ de 8° (malades n⁰ˢ 3, 4, 6, 10, 21) se rapportent à des angles ξ pris à partir du bord externe de la région papillaire, au lieu que, si l'on prend le milieu de cette région, l'on a respectivement 13°30′, 13°30′, 12°30′ 12°30′ et 12′ au lieu de 8°. De même pour les an-

gles évalués à 7° par Botto, nous arrivons à
11°30′ et 11° (malades n° 1 et 14), et ainsi de suite.
Donc, à l'encontre de ce qu'il avance, Botto n'a pas
trouvé de valeurs de ξ plus petites que ses prédécesseurs.

Une autre objection est facile à faire, c'est que, si
l'on considère les fortes myopies, on a des valeurs de ξ
égales à celles des yeux emmétropes ou plus grandes :
par exemple chez des myopes de 18 D (malades n° 19
et n° 2) et de 16 D (malade n° 20), nous avons trouvé
15°, 18°, 16°, en prenant le milieu de la région papillaire, au lieu de 11°, 13°, 11° qu'avait eu Botto, en
prenant le bord externe.

Les chiffres de cet auteur interprétés *seulement* de
cette manière se rapprochent de ceux des auteurs précédents ; mais il y a encore une remarque générale
touchant les myopies extrêmes de 18, 20, 22 D, dont
ils ont voulu mesurer l'angle ξ : c'est qu'il eût été intéressant de connaître l'acuité visuelle de ces myopes, ou
bien il eût fallu les éliminer et ne pas en tenir compte
dans les mesures de l'angle, à cause des erreurs possibles, tenant à la difficulté de la vision nette chez de
tels amétropes.

Enfin, une dernière objection qu'on pourrait poser à
Dobrowolski, Landolt et Botto, c'est que le staphylome postérieur doit influer fatalement sur la valeur
de ξ : suivant l'étendue de la zone de scléro-choroïdite
postérieure, inhérente aux forts degrés de myopie
axile, l'étendue de la tache aveugle est plus ou moins
grande et le point de repère interne n'est plus là où il
devrait être, ni là où l'on croirait qu'il est: le staphy-

lome ajouté au punctum cæcum va, dans certains cas, jusqu'à tripler la valeur de cette zone rétinienne insensible à la lumière.

Ces abstractions faites, les variations de l'angle ξ sont évidemment dues aux différences de réfraction axile de l'œil, et les conclusions auxquelles nous arrivons plus loin sont de tous points conformes à celles de Dobrowolski et Landolt, sauf quelques exceptions qui doivent justement venir de ce que l'on est tombé, dans des mensurations, sur des amétropies de courbure.

Nous avons donc repris les recherches des auteurs précédents, en tenant compte des objections que nous leur avons faites :

Nous nous sommes d'abord servi du procédé de Landolt, c'est-à-dire du périmètre, que M. le professeur GAYET a si gracieusement mis à notre disposition.

Les résultats fournis par ce procédé donnent des angles à moins de 1/12 de degré. Mais comme l'on n'a pas toujours un périmètre à sa disposition, il était intéressant de se demander si l'on ne pouvait pas évaluer l'angle ξ sur le vivant, sans avoir recours à un instrument. Aussi, suivant le conseil de M. le professeur BORDIER, nous nous sommes adressé à quelque chose de plus simple encore. Toute l'instrumentation comporte un morceau de carton blanc, qu'on peut placer sur un mur, à la hauteur de l'œil du sujet examiné : sur ce carton blanc est un carré noir a et une croix b, ces deux points de repère étant situés sur une même ligne horizontale l'un à côté de l'autre, et distants entre eux de 15 centimètres. L'œil, dont on veut éva-

luer ξ (l'autre œil étant fermé), est placé à la hauteur
de la croix qui lui sert de point de fixation (croix
mise à gauche pour l'œil droit, croix mise à droite pour
l'œil gauche).

C'est, en somme, l'expérience de Mariotte que l'on

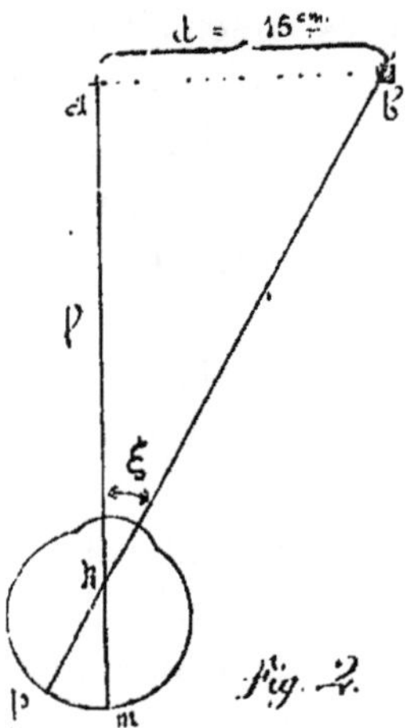

Fig. 2.

répète. On fait s'éloigner ou se rapprocher le sujet
jusqu'au moment où le carré de papier noir disparaît :
c'est qu'alors son image est sur la papille. Si l'on
mesure alors la distance en centimètres qui sépare
l'œil de la croix, il devient très simple de calculer la
valeur de l'angle ξ : la longueur qui sépare la croix
du carré noir (15 centimètres), est à ce moment l'in-
tervalle papillo-maculaire, projeté à la distance l de
l'œil au point de fixation.

En se reportant à la figure ci-dessus, on a un triangle
rectangle $a\,b\,h$ dont les deux côtés opposés à l'hy-
poténuse sont connus, et dans lequel la trigonométrie
nous apprend que :

$$tg\ \xi = \frac{d}{l} \quad \text{c'est-à-dire} \quad tg\ \xi = \frac{15^{cm}}{l}$$

Il est facile, connaissant la relation $\frac{15}{l}$, de calculer la valeur de l'angle ξ qui, dans le cas actuel, est seulement fonction de l, d restant invariablement égal à 15 centimètres.

Il est important de mesurer la distance l avec la plus grande exactitude possible : pour cela, nous devons indiquer la méthode que nous avons toujours suivie : l'œil du sujet étant placé sur la perpendiculaire élevée sur le plan du carton au point de fixation, on cherche d'abord le moment où le sujet ne voit plus le carré noir. Cela étant obtenu, on fait avancer la tête du sujet qui est assis, jusqu'à ce qu'il commence à voir le bord extrême du carré : on conserve la distance l_1 de l'œil au plan du carton. On fait ensuite reculer la tête jusqu'à ce que le sujet aperçoive le bord interne du carré noir : on mesure de nouveau l_2, en prenant la moyenne, on a la distance exacte l qui correspond au moment précis où le centre du carré et le centre de la papille sont sur une même ligne droite. On a :

$$l = \frac{l_1 + l_2}{2}$$

On évite ainsi les erreurs que l'on ferait si l'on opérait autrement.

Nous avons calculé une fois pour toutes, les valeurs de l'angle ξ correspondant aux diverses longueurs de l ; aussi par une simple lecture du tableau ci-dessous, l'on peut, étant donné la distance de l'œil au point de

fixation évaluée en centimètres, connaître immédiate-
le nombre de degrés de l'angle ξ :

<table>
<tr><td colspan="4" align="center">Tableau des Valeurs de l'angle ξ en fonction
de la distance du point fixé à l'œil</td></tr>
<tr><td>Valeur de la distance de l'œil au point fixé, évaluée en cent.</td><td>Valeur correspondante de ξ</td><td>Valeur de la distance de l'œil au point fixé, évaluée en cent.</td><td>Valeur correspondante de ξ</td></tr>
<tr><td>40 cm</td><td>20°23'</td><td>71 cm</td><td>11°55'</td></tr>
<tr><td>41</td><td>20.05'</td><td>72</td><td>11.45'</td></tr>
<tr><td>42</td><td>19.39'</td><td>73</td><td>11.36'</td></tr>
<tr><td>43</td><td>19.13'</td><td>74</td><td>11.27'</td></tr>
<tr><td>44</td><td>18.49'</td><td>75</td><td>11.18'</td></tr>
<tr><td>45</td><td>18.26'</td><td>76</td><td>11.09'</td></tr>
<tr><td>46</td><td>18.03'</td><td>77</td><td>11.01'</td></tr>
<tr><td>47</td><td>17.41'</td><td>78</td><td>10.49'</td></tr>
<tr><td>48</td><td>17.21'</td><td>79</td><td>10.41'</td></tr>
<tr><td>49</td><td>17.01'</td><td>80</td><td>10.37'</td></tr>
<tr><td>50</td><td>16.41'</td><td>81</td><td>10.32'</td></tr>
<tr><td>51</td><td>16.23'</td><td>82</td><td>10.25'</td></tr>
<tr><td>52</td><td>16.05'</td><td>83</td><td>10.11'</td></tr>
<tr><td>53</td><td>15.48'</td><td>84</td><td>10.07'</td></tr>
<tr><td>54</td><td>15.31'</td><td>85</td><td>10.03'</td></tr>
<tr><td>55</td><td>15.16'</td><td>86</td><td>9.53'</td></tr>
<tr><td>56</td><td>14.58'</td><td>87</td><td>9.17'</td></tr>
<tr><td>57</td><td>14.44'</td><td>88</td><td>9.46'</td></tr>
<tr><td>58</td><td>14.29'</td><td>89</td><td>9.33'</td></tr>
<tr><td>59</td><td>14.15'</td><td>90</td><td>9.27'</td></tr>
<tr><td>60</td><td>14.02'</td><td>91</td><td>9.21'</td></tr>
<tr><td>61</td><td>13.48'</td><td>92</td><td>9.14'</td></tr>
<tr><td>62</td><td>13.35'</td><td>93</td><td>9.09'</td></tr>
<tr><td>63</td><td>13.23'</td><td>94</td><td>9.03'</td></tr>
<tr><td>64</td><td>13.11'</td><td>95</td><td>8.58'</td></tr>
<tr><td>65</td><td>12.59'</td><td>96</td><td>8.49'</td></tr>
<tr><td>66</td><td>12.48'</td><td>97</td><td>8.47'</td></tr>
<tr><td>67</td><td>12.36'</td><td>98</td><td>8.41'</td></tr>
<tr><td>68</td><td>12.26'</td><td>99</td><td>8.36'</td></tr>
<tr><td>69</td><td>12.16'</td><td>100</td><td>8.31'</td></tr>
<tr><td>70</td><td>12.05'</td><td></td><td></td></tr>
</table>

— 69 —

La valeur ξ peut encore s'évaluer par une construction graphique (c'est ce que nous avions d'abord fait) en construisant un triangle rectangle, dont les deux côtés de l'angle droit sont respectivement égaux à 5 centimètres et à la distance *l* trouvée. Avec un rapporteur, on mesure facilement les angles. Mais il y a dans leur évaluation une difficulté assez grande quand les angles sont très petits ; des erreurs trop considérables sont faciles à faire. Aussi le calcul par $tg\ \xi = \dfrac{5^{cm}}{e}$ est de beaucoup le plus simple, puisqu'il donne à 2 ou 3 minutes près les valeurs de ξ. En pratique, nous négligeons ces 2 ou 3 minutes, et au lieu de $15°31'$ ou de $12°59'$, par exemple, nous disons $15°30'$ et $13°$.

Pour la mesure de la distance *l* de l'œil au point de fixation, il faudrait compter à partir du point nodal (ainsi que le montre la fig. 2), ce qui est difficile. Mais en pratique, nous mesurons cette distance depuis le limbe scléro-cornéen : on fait ainsi une petite erreur négligeable, de quelques dixièmes de millimètre, qui est peu importante en l'espèce, pour une distance comme *l* portant sur des centimètres.

Appliquant cette méthode à la mesure de ξ, nous sommes arrivé à conclure que :

1° *Pour les amétropes, la valeur de ξ va de $15°30'$ à $14°30'$, avec une moyenne sensiblement égale à* 15 degrés.

En effet, sur 80 sujets emmétropes examinés par nous et d'acuité visuelle $V = 1$:

Chiffres ronds :

14 avaient un angle ξ de 15°31′ c'est-à-dire 15°30′
15   —   —   14°58′   —   15°
22   —   —   14°44′   —   14°45′
29   —   —   14°29   —   14°30′

Ces variations chez des emmétropes ne peuvent s'expliquer que par des conformations spéciales à chaque individu.

2° *Pour les myopes axiles, la valeur de l'angle ξ est toujours plus petite, et plus elle diminue, plus la valeur de l'amétropie augmente.*

D'où le tableau suivant, dans lequel nous avons écarté systématiquement les forts myopes, presque toujours porteurs de lésions scléro-choroïdienne sétendues pouvant fausser les calculs, et chez qui l'acuité visuelle est souvent trop insuffisante comme nous l'avions déjà dit (voir le tableau p. 71).

On voit, dans ce tableau, que l'angle ξ diminue au fur et à mesure que la myopie devient plus forte, mais qu'*il n'y a pas proportionnalité, sauf pour 3 cas*, (n°ˢ 5, 13 et 24). Toujours les *angles ξ trouvés ont été inférieurs à ceux des emmétropes.* Nous verrons dans le chapitre suivant comment l'on doit interpréter ces exceptions, qui à proprement parler n'en sont pas, car dans ces cas l'on a eu affaire à des *myopes de courbure.*

3° *Dans l'hypermétropie axile, au contraire, l'angle ξ augmente, et il est le plus grand pour les fortes hypermétropies, sans qu'il y ait proportionnalité.*

Nous avons seulement trouvé 18 hypermétropes,

Numéros des malades	Valeur de M en dioptries		Valeur de ξ	Valeur en chiffres ronds	OBSERVATIONS
1	1	D	14°02′	14°	
2	1	D	12,59′	13	
3	1,50	D	14,02′	14	
4	1,50	D	13,35′	13,30′	
5	**2**	**D**	**15,15′**	**15.15′**	
6	2	D	13,35′	13.30′	
7	2	D	12,59′	13	
8	2,50	D	13,23′	13,20′	
9	2,50	D	14,15′	14,15′	
10	2,50	D	13,23′	13,20′	
11	2,50	D	11,55′	12	
12	3	D	12,59′	13	
13	**3**	**D**	**14,44′**	**14,45′**	
14	3	D	13,35′	13,30′	
15	3	D	13,35′	13,30′	
16	3,50	D	13,35′	13,30′	
17	3,50	D	13,35′	13.30′	
18	3,50	D	12,59′	13	
19	3,50	D	12,30′	12.30′	
20	3,50	D	11,55′	12	
21	4	D	12,16′	12,20′	Léger staphylome.
22	4	D	11,55′	12	
23	4,50	D	14,02′	14	
24	**5**	**D**	**14,29′**	**14.30′**	
25	5	D	12,55′	12	Légère lunule de choroïdite autour de la papille.
26	5,50	D	12,20′	12,20′	Légère lunule de choroïdite autour de la papille.
27	5	D	11,27′	11,30′	
28	6	D	11,01′	11	Staphylome postérieur léger.
29	7	D	12,59′	13	Staphylome postérieur de 1/2 diamètre papillaire.

Valeur de ξ chez les myopes (observ. personn.)

— 72 —

car, dans le milieu où nous faisions nos mesures, ils
étaient assez rares.

Valeur de ξ chez les hypermétropes (observ. personn.).							
Nos des malades	Valeur de H en dioptries	Valeur de ξ	Valeur en chiffres ronds	Nos des malades	Valeur de H en dioptries	Valeur de ξ	Valeur en chiffres ronds
1	0,50 D	15°48′	15°50′	10	3 D	16°05′	16°
2	0,50 D	15°48′	15°40′	11	3 D	17°01′	17°
3	1 D	16°05′	16°	12	3,50 D	16°41′	16°40′
4	1,50 D	16°05′	16°	13	3,50 D	16°05′	16°
5	1,50 D	15°48′	15°50′	14	3,50 D	16°41′	16°40′
6	2 D	16°05′	16°	15	4 D	17°01′	17°
7	2,50 D	16°23′	16°20′	16	4 D	17°21′	17°20′
8	2,50 D	16°05′	16°	17	4 D	16°41′	16°40′
9	3 D	16°23′	16°20′	18	5 D	17°01′	17°

Aucune valeur de ξ, dans ces 18 hypermétropes, n'a
été trouvée par nous égale à celle des emmétropes.

Comme conclusion, on voit que nos chiffres sont
voisins de ceux fournis par les auteurs, et nous dirons
que, d'une façon générale, dans *les amétropies axiles,
l'angle ξ augmente ou diminue suivant que l'on a
affaire à une hypermétropie ou à une myopie.*

Nous avons tenu à insister longuement sur cette
question de la valeur de l'angle ξ dans les amétropies,
quoiqu'elle paraisse de prime abord en dehors de notre
sujet, le diagnostic des amétropies de courbure ; mais
l'on verra, dans le dernier chapitre, qu'avant d'exposer
cette méthode de diagnostic clinique des amétropies de
courbure par l'angle ξ, il était nécessaire de bien connaître la valeur de cet angle dans les amétropies axiles.

CHAPITRE V

VALEUR DE L'ANGLE ɣ DANS LES AMÉTROPIES
DE COURBURE
POSSIBILITÉ D'UN DIAGNOSTIC CLINIQUE
DE CES AMÉTROPIES.

Pourquoi l'angle ɣ diminue-t-il dans la myopie et augmente-t-il dans l'hypermétropie? C'est que dans la myopie axile l'agrandissement de l'œil myope porte sur

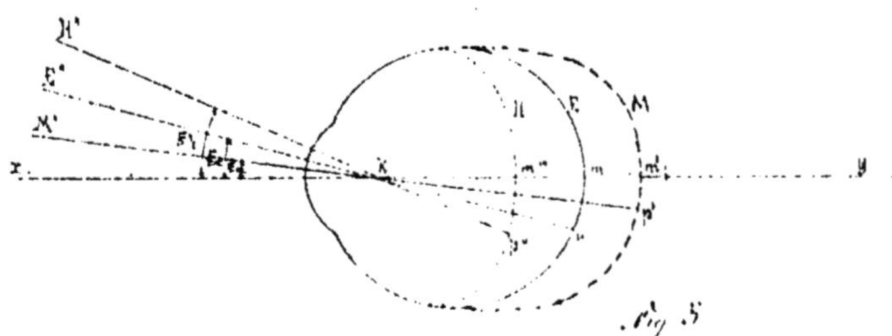

Fig. 5.

la longueur de la coque oculaire; la partie antérieure ne change pas. La partie postérieure M, étant plus allongée, est décrite avec un rayon plus petit que dans l'œil emmétrope E, si bien que les mesures linéaires au pôle postérieur sont plus petites dans la myopie que dans l'emmétropie et la ligne $p' k' \text{M}'$ fait, avec xy ligne maculaire, un angle ξ plus petit que pour l'emmétrope E.

Dans l'œil hypermétrope axile, au contraire, c'est l'inverse; le segment postérieur est décrit avec un plus grand rayon, d'où une distance linéaire plus grande : la ligne $p'' k \text{H}'$ fait, avec xy un angle ξ_a plus grand que l'angle ξ_e de l'emmétrope E.

Que devient l'angle ξ dans les amétropies de courbure?

Ici, ce n'est pas le segment postérieur qui bouge, la longueur de l'axe est celle de l'emmétrope, c'est-à-dire voisine de 22 centimètres ; c'est au contraire le pôle antérieur, et l'on n'a pas cette sensation d'*étirement* de la coque oculaire dans la myopie, ou de *refoulement* d'arrière en avant dans l'hypermétropie ; la cornée est seulement plus ou moins convexe. Le segment postérieur de l'œil est décrit avec un même rayon que celui de l'emmétrope, si bien que l'angle ξ est toujours le même. Les légères variations, cependant, qui peuvent exister dans sa valeur chez l'emmétrope, et par conséquent chez l'amétrope de courbure, variations comprises entre 14°30′ et 15°30′, ne viennent que des différences qui existent toujours entre les individus, et qui justement font leur individualité ; pas plus qu'il n'y a deux hommes semblables, il n'y a deux yeux identiques. Comme dit JAVAL, «c'est le même modèle plus ou moins diminué ou agrandi ».

Ces explications nous amènent à comprendre quelques-unes des exceptions que l'on trouve dans les tableaux de DOBROWOLSKI, DONDERS et BOTTO, exceptions pour lesquelles on ne peut faire intervenir l'action du staphylome postérieur, puisque ce sont des myopies faibles ou moyennes pour la plupart :

Ainsi LANDOLT, pour trois myopes de presque 1 D. (0,8 D, 0,9 D), trouve des angles ξ de 14°45' et 14°30' ;

DOBROWOLSKI, pour une myopie de 0,8 D, a un angle de 14°30' ;

BOTTO, enfin pour des myopes :

$$M = 1 \quad D \; \xi = 15° 30' \; \text{(malade n° 28)}$$
$$M = 0,75 \; D \; \xi = 15° \quad \text{(malade n° 13)}$$
$$M = 1 \quad D \; \xi = 14° 30' \; \text{(malade n° 28)}$$
$$M = 5 \quad D \; \xi = 15 \quad \text{(malade n° 30)}$$

Dans tous ces cas, puisque l'on ne peut invoquer les lésions du fond de l'œil que les auteurs n'y ont pas signalées, l'on est en droit de conclure que le segment postérieur n'est pas en jeu, puisque la valeur de l'angle ξ est celle de l'emmétropie. Ces onze cas trouvés par les auteurs précédents donneraient le chiffre de 7 pour 100 d'amétropies de courbure, qui nous semble un peu fort.

Cependant, frappé de ce fait, et partant de ce principe que toutes les fois que nous trouverions une amétropie dont la valeur de ξ se rapprocherait de celle de l'emmétropie, nous pourrions avoir affaire à une amétropie de courbure, nous avons systématiquement recherché les myopes et hypermétropes de cette nature. Parmi ces derniers (hypermétropes), nous n'avons guère été heureux, car le nombre de ceux que nous avons examinés était relativement petit, étant donné le milieu dans lequel nous faisions nos recherches.

Après avoir éliminé 51 myopes sur les 84 examinés, ces 51 présentant des lésions de scléro-choroïdite postérieure en relation évidente avec une myopie axile, nous avons trouvé, sur les 29 restant, *seulement 3 myopes dont les angles étaient respectivement égaux à 14°29', 14°45', 15°15'.*

Ce sont les suivantes[1] :

$$\text{Malade n}^o \ 5, \text{ taille } 1^m 777 \ M = 2\,D \text{ angle } \xi = 15° 15'$$
$$\text{— } \quad n^o 13, \quad \text{— } \quad 1^m 763 \ M = 3\,D \quad \text{— } \quad \xi = 14° 45'$$
$$\text{— } \quad n^o 24, \quad \text{— } \quad 1^m 75 \ \ M = 5\,D \quad \text{— } \quad \xi = 14° 30'$$

Restait la vérification de la myopie de courbure de ces malades : nous l'avons fait, en mesurant soigneusement à l'*ophtalmomètre d'Helmholtz* le rayon de courbure ; dans ces 3 cas nous l'avons trouvé égal à :

$$6^{mm} 9 \quad \text{pour le malade n}^o \ 5$$
$$7^{mm} 08 \quad \text{— } \quad \text{— } \quad n^o 13$$
$$6^{mm} 8 \quad \text{— } \quad \text{— } \quad n^o 24$$

Pour ce qui est du premier sujet, nous avons encore vérifié l'influence des verres correcteurs sur l'amélioration de son acuité visuelle.

M. le professeur BORDIER (*Lyon médical*, 1898) a établi une formule qui permet de connaître la relation qu'il y a entre la valeur du rayon cornéen et l'amétropie de courbure. Il a donné, pour la myopie notam-

---

ment, le tableau suivant (en partant de 7,8 qu'il admet comme valeur moyenne) :

Valeur en dioptries de la myopie de courbure.	Valeur du rayon correspondant. ᵐ/ₘ
0.	7,8
1.	7,53
2.	7,3
3.	7
4.	6.84
5.	6,65
6.	6,45
7.	6,27
8.	6,1
9.	5,94
10.	5.79
12.	5,5

Si l'on se reporte aux valeurs des myopes[1], nᵒˢ 5, 13 et 24, nous voyons que leur rayon de courbure cornéenne est de 6ᵐᵐ9, de 7ᵐᵐ08, de 6ᵐᵐ8. Leur degré de myopie était respectivement de 5D., 3D. et 4D. Or, si l'on cherche dans les chiffres fournis par le calcul et établis par M. Bordier, on obtient pour la valeur du rayon de courbure de la cornée 6ᵐᵐ65, 7ᵐᵐ et 6ᵐᵐ84. On peut rapprocher ces nombres les uns des autres sous la forme suivante :

[1] Voir tableau, page 60.

Degré de myopie.	Rayon de courbure cornéenne.	
	Calculé.	Trouvé.
5 D.	$6^{mm}65$	$6^{mm}9$
3 D.	7^{mm}	$7^{mm}08$
4 D.	$6^{mm}84$	$6^{mm}8$

On voit qu'il y a là une confirmation complète des calculs de M. le professeur agrégé Bonvien qui démontre la justesse et la solidité des bases sur lesquelles cet auteur s'est appuyé.

Que l'on ne s'étonne pas de voir que nous avons noté à côté des valeurs de l'amétropie de nos trois myopes de courbure, leurs tailles respectives : c'était seulement afin que l'on ne nous objecte pas que la taille seule pouvait intervenir pour expliquer le faible rayon de leur cornée.

Nous n'avons pu arriver à un pareil résultat sur les hypermétropes, car nous n'en avons pas eu en assez grand nombre pour le faire ; néanmoins nous pensons que les mêmes constatations doivent s'appliquer à eux.

Enfin nous n'avons pas trouvé, ou du moins nous n'avons pas cherché les cas d'amétropies mixtes, à la fois axiles et de courbure, dont quelques auteurs ont parlé et qui doivent exister, car ces recherches dépassaient à la fois le but que nous nous proposions et les faibles moyens dont nous disposions.

Une dernière remarque est, qu'il faut chercher les amétropies de courbure dans les amétropies ne dépassant pas 5 à 6 D., c'est-à-dire faibles ou moyennes. Au delà de ce chiffre l'on ne sait pas si l'axe n'intervient pas, même dans ces cas mal connus d'amétropies mixtes, pour en faire surtout des amétropies axiles.

Notre pourcentage nous donnerait 3,6 pour 100 de myopes de courbure, chiffre faible qui explique bien pourquoi jusqu'ici elles ont échappé à la plupart de ceux qui s'occupent de réfraction oculaire.

Nos observations de myopie de courbure, ainsi interprétées, nous amènent à voir la confirmation de ce que nous disions au début de ce chapitre, à savoir que *la valeur de l'angle ξ ne s'éloigne guère chez les amétropes de courbure de ce qu'elle est chez les emmétropes*. De là découle un point de pratique intéressant : le DIAGNOSTIC DIFFÉRENTIEL DES AMÉTROPIES DE COURBURE ET DES AMÉTROPIES AXILES.

Toutes les fois que l'on aura affaire à une amétropie simple, myopie ou hypermétropie, il suffira, pour savoir si l'on a affaire à une amétropie axile ou de courbure, de mesurer par le procédé pratique indiqué à la fin du chapitre précédent, la valeur de ξ. Si *l'angle ξ est plus petit ou plus grand que les valeurs moyennes de 15°30′ à 14°30′, on pourra dire : myopie ou hypermétropie* ; si, au contraire, l'angle ξ *est compris entre ces deux chiffres*, l'on a affaire à une *amétropie de courbure*.

Et ainsi, par un moyen clinique ne nécessitant nulle instrumentation coûteuse ou délicate dans son maniement, on pourra presque immédiatement affirmer l'existence d'une amétropie de courbure, et s'attendre à des surprises dans la correction.

CONCLUSIONS

I. Les mensurations de la courbure cornéenne, four-
nies par les auteurs et faites par nous-même, nous
amènent à dire que le rayon cornéen de l'emmétrope,
quoique éminemment variable, est compris entre 7^{mm}06
et 8^{mm}9. Le sexe, l'âge, le diamètre de la tête ont
des influences contestables sur ce rayon ; la taille seule
semble influer, mais très faiblement.

II. Si, dans les amétropies axiles, le rayon de courbure ne s'écarte guère de ce qu'il est chez l'emmétrope,
il existe cependant toute une catégorie d'*amétropies*
dites de *courbure* d'origine cornéenne, moins fréquente, d'étiologie moins connue, dans lesquelles la
valeur du rayon cornéen suffit pour expliquer l'amétropie.

III. Il faut rechercher ces amétropies de courbure
dans les faibles amétropies, mais leur diagnostic différentiel, jusqu'ici ne reposait que sur des méthodes qui
pèchent soit par la difficulté de leur application, soit
par le principe même qui les régit. Une seule donne
satisfaction ; c'est la mesure directe de la courbure
cornéenne à l'ophtalmomètre d'Helmholtz, méthode
très précise mais plutôt du domaine du laboratoire,

IV. Une méthode plus clinique, ne nécessitant aucune instrumentation, nous semble devoir être préférée : elle consiste à mesurer l'angle ξ de Landolt, c'est-à-dire l'angle qui sépare la distance papillo-maculaire projetée dans l'espace.

On peut pour cela se servir du périmètre, ou plus simplement du procédé que nous décrivons (chapitre v).

V. L'étude de cet angle ξ montre que dans l'emmétropie, sa valeur est de 14°30′ à 15°30′ (moyenne 15 degrés) mais que, dans les amétropies axiles, cette valeur augmente ou diminue suivant que l'on a affaire à une hypermétropie ou à une myopie.

Dans les amétropies de courbure, au contraire, la distance papillo-maculaire est ce qu'elle est chez l'emmétrope, puisque le segment postérieur de l'œil n'a pas varié. Les cas d'amétropies de courbure que nous avons trouvés sont confirmatifs à cet égard.

Donc, toutes les fois qu'on se trouve en présence d'une amétropie chez laquelle l'angle ξ est compris entre 14°30′ et 15°30′, on a affaire à une amétropie de courbure cornéenne.

ERRATA

Page 20, ligne 7, *au lieu de* Bertineau, *lire* Berbiseau.

— 24, note, ligne 28, *au lieu de* : cet astigmatisme qu'explique, *lire* : cet astigmatisme qui explique.

— 44, ligne 25, formule, *au lieu de* $\dfrac{p\,y}{y\text{-}y}$ *lire* $\dfrac{p'y'}{y\text{-}y'}$.

— 49, ligne 18 et 19, *au lieu de* : lumineuses mais plus en avant, *lire* : lumineuses moins en avant.

— 54, ligne 2 de la note, *au lieu de* : pointure, *lire* : peinture.

— 62, ligne 1, colonne IV, *au lieu de* : 17°, *lire* : 7°.

— 67, ligne 14, *au lieu de* : on conserve la distance l^1, *lire* : on mesure la distance, etc.

— 69, ligne 4, *au lieu de* : 5 centimètres, *lire* : 15 centimètres.

— 70, ligne 18, *au lieu de* : mais il n'y a pas proportionnalité sauf pour trois cas. Toujours les angles ξ ont été inférieurs à ceux des emmétropes, *lire* : mais il n'y a pas proportionnalité. Sauf pour trois cas, toujours les angles ξ ont été inférieurs à ceux des emmétropes.

— 76 et 77, note, *au lieu de* : page 60, *lire* : page 71.

BIBLIOGRAPHIE

Berbineau, Rayon de courbure cornéenne dans les amétropies
(th. Bordeaux, 1897).

Bordier, Acuité visuelle, Bordeaux, 1893.

— Amétropies axiles et de courbure, Lyon médical, 1898.

Botto, Annali ottomologia, 1893.

Dobrowolski, Annales d'oculistique, 1871-1872.

Donders, Anomalies de la réfraction et de l'accommodation.

Helmholtz, Optique physiologique, 1867.

Gayet, Cliniques.

Javal, Mémoires d'ophtalmométrie, 1890.

Landolt, Annales d'oculistique, 1872-1878.

Landolt et Nuel, Annales d'oculistique, 1874.

Landolt et de Wecker, Traité d'ophtalmologie, t. I et III.

Listing, Handwörterbuch der Physiologie, 1853, t. IV.

Matthiessen, Die optische Fehler des Auges, 1876.

Monoyer, Physique médicale.

Reich, Albrecht von Gräf's Arch. f. Opht., 1871.

Sous, Optique, 1881.

Sulzer, Annales d'oculistique, 1891-1897.

— Société d'ophtalmologie, 1891.

— Archives d'ophtalmologie, 1892, XI, 5.

— Congrès de la Société française d'ophtalmologie, 1896.

Tcherning, Optique physiologique, 1892.

TABLE